PRATIQUE JOURNALIÈRE

DE

L'OPHTALMOLOGIE

8639-87. — CORBEIL. Typ. et stér. J. CRÉTÉ.

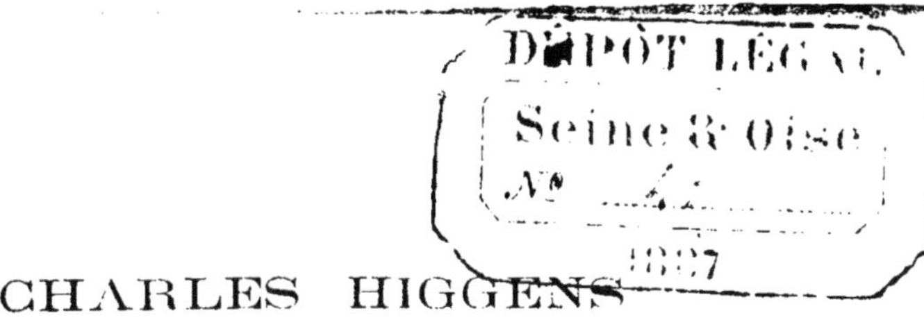

CHARLES HIGGENS

PRATIQUE JOURNALIÈRE

DE

L'OPHTALMOLOGIE

Traduit sur la troisième édition anglaise

PAR

LE Dr GENDRON

PARIS
G. MASSON, ÉDITEUR
LIBRAIRE DE L'ACADÉMIE DE MÉDECINE
120, boulevard Saint-Germain, en face de l'École de Médecine

1887

Mais le mérite particulier de ce manuel, c'est la concision et le point de vue exclusivement pratique.

En quelques pages l'auteur passe rapidement en revue les maladies de la conjonctive, de la cornée, des paupières, des voies lacrymales, et décrit minutieusement les soins à donner. La question de l'iritis et du glaucome est exposée avec une lucidité parfaite. Les anomalies de la réfraction et plus spécialement l'astigmatisme sont traités d'une manière complète. Puis viennent l'étude du fond de l'œil et l'emploi de l'ophtalmoscope ; enfin le dernier chapitre « traumatisme », n'est pas un des moins intéressants.

Cette brève analyse suffit pour montrer quels services peut rendre la *Pratique journalière de l'ophthalmologie*. C'est parce que nous en avons fait nous-même fréquemment l'expérience, que nous publions cette traduction, avec l'espoir d'être utile à nos confrères français.

Nous sommes heureux de remercier le Dr Higgens de l'autorisation qu'il nous a gracieusement accordée.

G.

PRATIQUE JOURNALIÈRE

DE

L'OPHTALMOLOGIE

CHAPITRE PREMIER

OPHTALMIES.

Une sécrétion oculaire, dans la majorité des cas qui se présentent, indique l'inflammation de la conjonctive : c'est ce que l'on appelle **ophtalmie.** Les malades atteints de cette affection se plaignent d'une sensation de cuisson et constatent, le matin au réveil, que leurs paupières sont collées; les yeux sont injectés, les paupières rouges et plus ou moins gonflées; la sécrétion, variable en abondance, est composée de mucus, de muco-pus ou même de pus seul.

Il faut examiner la conjonctive oculaire, et attirer en bas la paupière inférieure, pour mettre à nu sa surface conjonctivale, puis retourner la paupière supérieure et inspecter avec soin la conjonctive qui la tapisse.

Pour retourner la paupière supérieure, le malade se tient en face de vous ; on lui dit de regarder en bas, en fermant légèrement les yeux. On applique alors l'index sur la paupière que l'on veut retourner, et on appuie doucement de haut en bas et d'avant en arrière, de façon à détacher le bord de la paupière du globe de l'œil ; avec le pouce, glissé au-dessous de ce bord, on le relève, tout en continuant la pression de l'index ; le cartilage tarse roule sur son axe et la paupière est retournée.

Lorsque l'on éprouve quelque difficulté, comme cela se produit souvent à cause de l'épaississement de la conjonctive, on peut arriver au même résultat en se servant d'un stylet au lieu de l'index. Le stylet doit être appliqué horizontalement sur la paupière, pendant qu'on attire en haut son bord libre, en saisissant les cils entre le pouce et l'index de l'autre main.

Les variétés d'ophtalmie que l'on rencontre le plus souvent sont : l'ophtalmie catarrhale, l'ophtalmie chronique, l'ophtalmie granuleuse, l'ophtalmie purulente et l'ophtalmie phlycténulaire.

L'ophthalmie catarrhale est caractérisée par une sécrétion assez abondante, une injection générale et parfois un gonflement de la conjonctive, accompagné, dans certains cas, d'un peu d'extravasation sanguine dans la portion bulbaire. Ordinairement les deux yeux sont pris, le mal ayant d'abord débuté par un œil pour gagner l'autre en l'espace d'un ou deux jours. Cette affection est éminemment contagieuse et à marche rapide. Il n'est pas rare de voir, aux consultations particulières, tous les membres d'une même famille en être atteints.

Traitement. — A la première période, s'il y a beaucoup de douleur et de congestion, avec une sécrétion encore peu marquée, nous employons les fomentations de têtes de pavot ; plus tard, lorsque la sécrétion est franche, nous faisons des lotions (1) d'acide borique et d'alun quatre à cinq fois par jour et même plus, selon la gravité de l'atteinte :

℞ Acide borique................	0gr,60
Alun........................	0 25
Eau........................	30 00

(1) La meilleure façon de pratiquer ces lotions consiste à baigner les yeux, en les tenant presque entièrement ouverts pendant toute la durée de l'application, afin que le liquide agisse par contact entre les paupières.

Nous prescrivons aussi une pommade au turbith nitreux sur le bord des paupières, au moment de se mettre au lit (1).

℞ Pommade ordinaire au turbith nitreux (2)........... 1 partie
Axonge.................... 11 —

L'ophtalmie chronique est souvent la suite de l'ophtalmie catarrhale. Elle est caractérisée par l'injection de la conjonctive palpébrale, avec un peu de gonflement du repli semi-lunaire et de la caroncule, la conjonctive oculaire restant peu atteinte. La sécrétion, légère et surtout muqueuse, se collecte en petites masses à la commissure interne et se dessèche sur les bords des paupières sous forme de croûtes.

Traitement. — On emploie les lotions à l'alun et à l'acide borique comme dans l'ophtalmie catarrhale, et de plus un collyre au chlo-

(1) La pommade a pour but d'empêcher l'accolement des paupières ; aussi une pommade quelconque sera aussi efficace que celle que nous indiquons.

(2) Voici la formule de cette pommade, d'après la pharmacopée anglaise :

℞ Axonge préparée........... 466gr,50
Mercure en poids........... 124gr,50
Acide nitrique.............. 340cc,68
Huile d'olive............... 908cc,48 [N. du T.]

rure de zinc en instillations dans les yeux deux ou trois fois par jour :

℞ Chlorure de zinc.....	0^{gr},06 à 0^{gr},12
Eau..................	30 00

Mais il est bon d'alterner entre l'alun, l'acide borique, le chlorure et le sulfate de zinc, le sulfate de cuivre et d'autres astringents, parce qu'au bout d'un certain temps chacun d'eux perd son action.

Nous conseillons encore d'appliquer, en se couchant, de la pommade (1) sur le bord des paupières, dans le but d'empêcher leur accolement.

L'ophtalmie granuleuse est une affection beaucoup plus sérieuse que les deux précédentes. En plus des symptômes communs à toutes les ophtalmies, le malade se plaint souvent d'une sensation particulière de rudesse sous les pau-

(1) Depuis quelque temps les pommades employées dans les services ophtalmologiques sont confectionnées avec de la vaseline au lieu d'axonge. Beaucoup de ces pommades devant être conservées longtemps, l'axonge se décompose assez vite, tandis que la vaseline reste dans le même état presque indéfiniment.

Les instillations de collyres doivent être faites en tirant en bas la paupière inférieure : on laisse tomber quelques gouttes sur la surface conjonctivale, soit avec une plume d'oie, soit avec un pinceau en blaireau.

pières; il y a beaucoup de douleur et de photophobie; les paupières sont épaissies, la cornée plus ou moins opaque ou vascularisée : ce qui constitue le *pannus*. On rencontre aussi des difformités des paupières donnant naissance à l'inversion de leurs bords [*entropion*] ; ou encore des cils déviés et tournés en dedans [*trichiasis*].

En mettant à nu la conjonctive palpébrale par le renversement des paupières, on la trouve rugueuse et vasculaire, couverte de granulations plus ou moins rapprochées et dont la grosseur et la forme sont variables, et quelquefois profondément altérée par des aspérités et des sillons, toute trace de membrane saine ayant disparu.

Notons aussi que les altérations de la conjonctive sont plus marquées au niveau des attaches du cartilage tarse supérieur.

L'état de la conjonctive varie selon l'ancienneté de la maladie : dans les cas récents, elle est rouge ou pâle avec des granulations ; dans les cas anciens, l'aspect tomenteux avec sillons et aspérités se montre déjà.

Traitement — L'ophtalmie granuleuse est, de toutes les affections oculaires, peut-être la plus rebelle au traitement. A la période aiguë, on touche au crayon mitigé [*une partie de nitrate d'argent pour trois de nitrate de potasse*], deux fois par semaine ou même plus souvent. Si la maladie date de longtemps, on se sert de la pierre divine ou pierre verte, autant que cela paraît nécessaire (1).

La pierre divine est composée *d'alun, de sulfate de cuivre, de nitrate de potasse et de camphre.*

Généralement nous prescrivons un collyre au sulfate de cuivre [*à 12 centigrammes pour 30 grammes*], en instillations trois ou quatre fois par jour, et un peu de turbith nitreux ou une autre pommade en application chaque soir sur le bord des paupières.

Mais dans les cas où la photophobie est intense et où nous soupçonnons une iritis, comme cela arrive souvent, nous avons recours au collyre à l'atropine [6 *centigrammes pour 30 grammes*], au lieu du collyre au sulfate de

(1) L'attouchement au crayon mitigé ou à la pierre divine doit être fait de la façon suivante : le malade est assis sur une chaise ; on se place derrière lui. Fixant alors solidement sa tête contre votre poitrine, vous retournez les paupières et promenez sur toute la conjonctive palpébrale le crayon mitigé ou la pierre divine. Si l'on se sert du crayon mitigé, il faut laver la conjonctive avec de l'eau salée [*à* 1gr,25 *pour* 30 *gr.*], avant de laisser les paupières revenir à leur position normale.

cuivre. On peut aussi employer la pommade suivante :

℞ Sulfate d'atropine	....	0gr,015
Acétate de morphine	....	0 015
Vaseline	....	3 500

Une petite quantité de cette pommade doit être appliquée sur la face interne des paupières inférieures deux ou trois fois par jour.

S'il y a de l'*entropion*, on y remédie par une opération. Quant aux cils déviés, s'ils sont peu nombreux, on les arrache avec une pince spéciale ; mais s'il y en a beaucoup de tournés en dedans, il est préférable d'extirper au bistouri le bulbe pileux, en même temps que le tissu dans lequel il est implanté.

Les cas d'ophtalmie granuleuse qui ont déjà une longue durée sont rarement guéris d'une façon définitive. Mais la maladie peut être tenue en échec par un traitement persévérant et méticuleux. Nous avons en ce moment même, parmi nos malades de la ville, des personnes qui s'y conforment assez régulièrement depuis plusieurs années.

Quant aux cas légers, leur guérison demandera de trois à six mois, s'il y a persévérance dans le traitement.

L'ophtalmie purulente est de toutes les inflammations de la conjonctive la plus grave et celle qui donne le plus facilement naissance à des lésions définitives ou même à la perte complète de la vision, à la suite d'ulcération ou d'abcès de la cornée.

La forme la plus violente a pour cause l'inoculation du pus blennorrhagique ; nous devons pourtant faire remarquer que tous les cas d'ophtalmie purulente n'ont pas cette origine.

A la première période, il n'y a aucun signe qui puisse la faire différencier de l'ophtalmie catarrhale ; aussi les cas légers de la première et les cas graves de la seconde seront difficilement distingués.

Mais dans les formes intenses, les paupières se gonflent rapidement, au point que les yeux restent parfois complètement fermés ; la sécrétion purulente est abondante ; on trouve la conjonctive oculaire très rouge et très épaissie, ce qui constitue le *chémosis*. La conjonctive palpébrale est aussi œdématiée et vascularisée, et le repli qui va de la paupière inférieure au globe de l'œil [*fornix*] fait hernie, dans quelques cas, à travers l'ouverture palpébrale. Il y a de vives douleurs et souvent un état général grave.

L'ophtalmie purulente se rencontre chez les

nouveau-nés et chez les adultes. La première est connue sous le nom d'*ophtalmie des nouveau-nés*. Elle est due soit au contact avec un liquide vaginal irritant, au moment de l'accouchement, soit à la saleté et au défaut de soins, après la naissance. Les formes les plus graves sont causées par l'inoculation du pus blennorrhagique.

L'ophtalmie purulente des adultes provient de la contagion d'un cas analogue ou de l'inoculation de pus blennorrhagique.

Chez les enfants, comme chez les adultes, les deux yeux sont fréquemment atteints. Mais, si un seul œil est pris, il faut avoir le plus grand soin de couvrir l'autre avec un tampon d'ouate, une compresse et une bande, afin d'empêcher, si c'est possible, une inoculation consécutive.

Dans tous les cas d'ophtalmie purulente, il faut examiner soigneusement la cornée et, selon l'état dans lequel on la trouve, on établira le pronostic au point de vue de la vision. Si la cornée est claire, le pronostic est favorable; si elle est trouble, ulcérée ou perforée, il en résultera une diminution plus ou moins considérable de la vue.

On doit user de la plus grande douceur en procédant à cet examen; car une perforation imminente peut être rendue complète par une main brutale.

Traitement. — Dans l'*ophtalmie des nouveau-nés*, nous prescrivons les irrigations, au moyen d'une seringue, avec la solution d'alun et d'acide borique, aussi souvent qu'il y a du pus collecté : toutes les heures, toutes les demi-heures, et même plus encore, si c'est nécessaire.

Mais il faut, pendant la nuit, laisser un temps suffisant pour le sommeil : c'est alors que nous faisons appliquer, sur les bords et à la surface des paupières, une pommade quelconque, de façon qu'elles soient constamment graissées. Enfin nous recommandons d'observer la plus grande propreté.

Le traitement doit être continué avec persévérance et régularité, jusqu'à ce que la sécrétion change d'aspect et diminue d'une façon sensible; on ne l'abandonnera que graduellement, à mesure que l'amélioration se produit.

Dans les cas légers d'ophtalmie purulente des adultes, l'usage fréquent de la solution d'alun et d'acide borique, avec quelques applications de pommade sur les paupières, au moment de se coucher, suffit pour la guérison.

Mais dans les cas graves, et surtout dans

l'ophtalmie blennorrhagique, on aura recours à un traitement plus énergique. Dès le premier examen, il faut toucher toute la conjonctive, et avec le plus grand soin, au crayon mitigé et lotionner à l'eau salée. Puis on appliquera aux tempes quatre ou cinq sangsues et même plus, et on ordonnera des lotions fréquentes à l'alun et à l'acide borique. Il est bon que la solution soit glacée; entre chaque lotion, on placera un sac à glace sur les paupières fermées.

On peut encore appliquer avec un pinceau en blaireau la pommade suivante entre les paupières :

℞ Oxyde jaune de mercure......	0gr	50
Acide borique................	0	60
Vaseline.....................	30	00

On en remplit le cul-de-sac conjonctival et on termine par du lint imprégné de pommade et une bande.

On enlèvera complètement par le lavage la sécrétion et la pommade quatre fois par jour, puis on fera une application nouvelle.

Un purgatif sérieux aura été administré au début, et, dès que les intestins seront débarrassés, on prescrira de la quinine, du fer, ou les deux à la fois, avec un bon régime et les stimulants à haute dose.

Comme il a déjà été dit, le danger de l'ophtalmie purulente, c'est que la cornée soit atteinte, surtout si, comme c'est probable, le malade n'est pas dans un état général satisfaisant.

On donnera de l'opium la nuit, si la douleur est très vive.

Lorsque la cornée est ulcérée, il faut la soutenir par un bon tampon d'ouate et une bande : c'est ainsi que nous avons pu éviter souvent la perforation. Mais on doit fréquemment enlever le pansement pour faire des lotions à l'alun ou avec d'autres solutions; et chaque fois on en imbibera le tampon.

L'**ophtalmie phlycténulaire** est caractérisée par l'existence de petites taches vasculaires situées généralement près du bord de la cornée.

Ces taches vasculaires sont en rapport avec de petites vésicules blanches, de forme et de nombre variables. Il y a un peu de larmoiement et de sécrétion muqueuse, et quelquefois aussi un certain degré de photophobie.

Traitement. — A la visite du malade, nous insufflons du calomel dans l'œil et nous prescrivons la pommade à l'oxyde jaune :

℞	Oxyde jaune..........	$0^{gr},12$ à $0^{gr},25$
	Vaseline.....	3 50

en application, le soir en se couchant, à la face interne de la paupière inférieure.

Nous conseillons aussi les toniques, si l'état du malade en indique l'emploi.

Souvent on voit l'ophtalmie phlycténulaire atteindre plusieurs fois le même malade. Dans ce cas [comme d'ailleurs dans toute espèce d'ophtalmie légère, mais tenace], on examinera la réfraction, et si on la trouve en défaut, on la corrigera exactement par des verres appropriés.

CHAPITRE II

PHOTOPHOBIE.

Un malade — le plus ordinairement c'est un enfant — se présente à nous ou nous est amené, souffrant surtout de photophobie, souvent associée à un larmoiement très abondant, avec parfois un peu de sécrétion muqueuse.

Dans tous les cas où la photophobie est le principal symptôme, nous devons soupçonner et généralement nous trouvons une affection de la cornée.

Aussi procédons-nous chaque fois à un examen minutieux de toute la surface de la cornée. Chez les adultes et les enfants d'un âge moyen, la persuasion seule suffit pour leur faire bien ouvrir les yeux, si l'on prend soin de les mettre à l'abri d'une lumière trop vive. Mais chez les petits enfants, les paupières sont souvent si étroitement serrées, qu'il faut employer la force pour les écarter.

Pour nous, voici la meilleure façon de procéder dans ce cas : nous nous asseyons sur une chaise en face de la personne qui conduit l'enfant ; cette personne lui tient les jambes, les bras et le corps. Nous saisissons alors la tête de l'enfant entre nos genoux et nous pouvons ainsi la maintenir aussi solidement que si elle était prise dans un étau.

Plaçant l'index d'une main sur le bord de la paupière supérieure, nous exerçons une pression douce, mais soutenue, de bas en haut et d'avant en arrière, au-dessous du rebord orbitaire, tandis qu'avec le pouce de l'autre main nous attirons en bas la paupière inférieure. On obtient ainsi une bonne vue de la cornée.

Les lésions que l'on constate le plus fréquemment sont les suivantes :

1° **Ulcères de la cornée.** — Dans ce cas, la perte de substance de la surface cornéenne est évidente. Le nombre, la profondeur et la position des ulcères varient ; parfois ils sont opaques avec une grande vascularité alentour ; d'autres fois ils sont transparents, sans la moindre trace de vaisseaux sanguins.

2° Diverses formes de *kératites*.

A. La **kératite pustuleuse ou phlycténulaire**, que l'on rencontre le plus souvent chez les enfants ; c'est absolument la même affection que l'ophtalmie phlycténulaire, avec cette différence pourtant que les phlyctènes sont développées sur la cornée et sont généralement plus petites, mais en plus grand nombre. Ces phlyctènes dégénèrent souvent en pustules ou en ulcères.

La kératite pustuleuse, qui atteint les enfants strumeux et délicats, est connue aussi, comme une affection à part, sous le nom de kératite strumeuse.

La *kératite strumeuse* est caractérisée par une photophobie intense, souvent hors de proportion avec les lésions existantes. A l'examen on trouve sur la cornée de petits ulcères entourés d'un halo terne : un faisceau vasculaire se dirige vers eux, ce qui fait qu'on les décrit parfois comme ulcères vasculaires. Fréquemment, les paupières sont gonflées et peuvent être recouvertes d'éruptions eczémateuses ; alors chez les enfants on rencontre aussi de l'eczéma du cuir chevelu.

B. **Kératite interstitielle ou parenchymateuse** [*kératite syphilitique, kérato-iritis, kératite diffuse, kératite vasculaire diffuse*]. — Cette affection se voit souvent chez les enfants et les jeunes gens [depuis huit ans jusqu'à quatorze ou vingt ans], et est fréquemment associée, mais pas dans tous les cas, avec les symptômes particuliers de la syphilis congénitale, comme la déformation atrophique des dents, etc... Un seul œil est déjà atteint, puis l'autre se prend bientôt avec rapidité. C'est d'abord un trouble de la cornée, commençant par le centre et croissant graduellement; ce trouble a une expansion insensible; puis par endroits se développent de petits vaisseaux sanguins, qui présentent une couleur particulière rouge brique, bien caractéristique de cette forme d'inflammation.

L'inflammation continue jusqu'à ce que toute la cornée revête l'aspect d'un verre dépoli de couleur rougeâtre; mais elle peut aussi s'arrêter à un degré quelconque de cette limite. En tout cas, les tissus cornéens recouvrent beaucoup plus de transparence qu'on ne pouvait s'y attendre.

La photophobie est un symptôme un peu variable, mais elle existe dans la plupart des cas, et souvent elle est très intense.

A l'inflammation de la cornée s'associe fréquemment l'iritis.

Toujours nous avertissons le malade que cette affection durera au moins six mois et très vraisemblablement plus longtemps. Une fois un mode de traitement adopté, il faut le continuer avec persévérance.

C. **Pannus** [déjà mentionné à propos de l'ophtalmie granuleuse]. — Dans cette affection, la cornée est plus ou moins charnue et vasculaire ; il faut examiner avec grand soin la situation des vaisseaux. S'ils commencent sur la conjonctive, au niveau de la sclérotique, atteignant le bord de la cornée et traversant sa surface, il s'agit du *pannus*. Si les vaisseaux semblent, au contraire, prendre naissance sur la cornée, au niveau de son bord, mais sans envahir sa surface, c'est une kératite et très probablement une kératite interstitielle. On doit attacher une grande importance à ce diagnostic, car le traitement de ces deux affections diffère complètement.

La cause du pannus est le frottement. Lorsqu'il existe, examinons la conjonctive palpébrale : très vraisemblablement nous trouverons une forme quelconque de granulations. Il se peut que la conjonctive paraisse saine ; examinons alors les bords des paupières : nous découvrirons quelques cils qui ont poussé en dedans et irritent la cornée, ou même toute une rangée, dont la direction est vicieuse à la paupière supérieure ou à l'inférieure [voir chapitre I].

D. **Kératite suppurée**, conséquence fréquente des affections de la cornée. On trouve une collection purulente dans sa substance et souvent une partie du pus a fait irruption dans la chambre antérieure : il y a alors beaucoup de douleur et une photophobie intense.

3° Les **corps étrangers** implantés à la surface de la cornée ou dans son tissu, ou adhérant à la conjonctive palpébrale, les *blessures* de la cornée, peuvent encore donner naissance à de la photophobie [voir chapitre VIII].

Traitement. — Un excellent traitement local des ulcères de la cornée, de la kératite pustuleuse et strumeuse consiste à tenir les yeux soigneusement bandés avec du lint imbibé de la solution belladonée (1), à les baigner souvent dans la même solution et à faire de temps en temps des instillations du collyre au sulfate d'atropine (2) [*à 25 centigrammes pour* 30 *grammes*].

(1) Extrait de belladone 40 à 60 centigrammes pour 30 grammes d'eau.

(2) Nous avons toujours soin, en prescrivant l'atropine, de spécifier le *sulfate* et d'indiquer que la solution doit être faite avec les cristaux dissous dans l'eau distillée : sans cela, on pourrait donner la teinture d'atropine, qui contient de l'alcool et produit une grande irritation de l'œil.

Il y a pourtant des cas où il est préférable d'employer, de la même façon que dans l'ophtalmie phlycténulaire, la pommade à l'oxyde jaune de mercure, à laquelle on a ajouté 1 centigramme de sulfate d'atropine :

℞	Oxyde jaune de mercure.......	0gr,12
	Sulfate d'atropine.............	0 01
	Vaseline......................	3 50

Mais il faut être prudent et cesser ce traitement, s'il cause trop de douleur et d'irritation, sans une amélioration bien marquée.

L'état général sera traité par l'administration des toniques : vin ferrugineux, fer dialysé, perchlorure de fer et huile de foie de morue. Nous recommandons, surtout pour les enfants, une nourriture saine et fortifiante, car ces petits malades ont souvent un appétit très capricieux et qui se trouve surtout satisfait par des bonbons, de la pâtisserie, etc...

Le même traitement est indiqué pour la kératite spécifique des jeunes enfants; mais nous pensons que l'administration à l'intérieur de la *poudre grise à la dose de* 6 *à* 20 *centigrammes* donne d'excellents résultats dans beaucoup de cas.

Chez les adultes, nous instillons le collyre à

l'atropine [*de 3 à 12 centigrammes de sulfate pour 30 gr.*], depuis trois fois jusqu'à douze fois par jour, selon la gravité de l'atteinte. Nous donnons le mercure à la première période de l'affection, et plus tard les toniques.

Dans les kératites avec sécrétion abondante, nous prescrivons la lotion à l'acide borique ou quelqu'autre astringent, auquel on mêlera la lotion belladonée; ou bien encore on pourra employer en même temps le collyre à l'atropine.

Le meilleur traitement de la kératite suppurée consiste dans l'emploi de la chaleur; l'œil doit être fréquemment baigné dans la solution chaude de belladone, puis tenu bien bandé avec un tampon de lint imbibé de la même solution.

Si la perforation semble imminente, on peut donner issue au pus par une incision intéressant toute la partie épaissie de la cornée, ou faire une iridectomie.

On calmera la douleur par l'opium à l'intérieur et l'application de *deux à six sangsues* aux tempes. Un régime tonique sera prescrit, et l'on donnera du fer ou de la quinine.

Le traitement du *pannus* dépend de sa cause. S'il est dû à des granulations palpébrales, il faut traiter ces granulations [voir chap. I.] S'il y a des cils déviés, ou une autre cause d'irritation, il faut la faire disparaître. Néanmoins on prescrira l'atropine, dont on usera fréquemment comme complément du traitement.

Les éruptions eczémateuses, que l'on rencontre si souvent chez les enfants atteints d'affection de la cornée, exigent de grands soins de propreté et l'application de l'onguent mercuriel ammoniacal, soit seul, soit mêlé à parties égales de pommade soufrée.

Les solutions saturnines ne doivent pas être employées en ophtalmologie. Elles sont pourtant d'un usage répandu dans certaines formes de l'inflammation de la conjonctive; mais s'il y a ulcération de la cornée, un dépôt de carbonate de plomb se formera probablement à sa surface, donnant naissance à une opacité blanchâtre très marquée.

Dans quelques cas d'inflammation de la cornée, particulièrement quand il y a récidive ou rechute d'ulcération, en même temps qu'une photophobie persistante, l'application d'un exutoire aux tempes fait souvent cesser la photophobie d'une façon magique.

CHAPITRE III

IRITIS ET GLAUCOME.

Iritis.

Un malade arrive, se plaignant de larmoiement, d'un peu de diminution de la vue et parfois de photophobie et de douleur; un seul œil est ordinairement atteint.

On trouve l'iris voilé et dépoli, avec paresse ou même le plus souvent immobilité de la pupille, et injection de la région ciliaire (1).

Parfois il y a une exsudation plastique consi-

(1) La région ciliaire est comprise dans une zone de l'œil, entourant immédiatement la cornée et correspondant au corps ciliaire. Les vaisseaux de la région ciliaire, qui rampent au-dessous de la conjonctive, dans le fascia sous-conjonctival, sont toujours gorgés de sang dans les inflammations de la cornée ou de l'iris, et souvent dans celles de la choroïde ou du corps ciliaire; ce qui fait qu'il existe, dans tous les cas d'iritis, comme aussi dans les kératites et dans beaucoup de choroïdites, etc., une zone vasculaire plus ou moins distincte, entourant la cornée.

dérable, soit sous forme de condylomes, soit diffuse inégalement sur toute la surface de l'iris, qui est déformé; on y aperçoit des dépôts inflammatoires, des adhérences de ses bords avec la capsule du cristallin [*synéchies postérieures*]; la suppuration peut se produire, en donnant naissance à une collection purulente dans la chambre antérieure [*hypopion*] ou à un abcès dans la substance même de l'iris.

La présence des condylomes montre que l'iritis est syphilitique. Pourtant ces condylomes existent rarement, et comme il n'y a pas d'autre signe par lequel on puisse distinguer une iritis syphilitique d'une iritis dépendant de toute autre cause, si l'on désire avoir une certitude sur la nature de l'inflammation, on ne peut se baser sur d'autres données que sur celles fournies par l'aspect de l'œil atteint.

Dans les formes graves, l'iritis est facilement reconnue; mais il est d'une extrême importance de la découvrir à son début ou dans ses formes légères; car c'est à la première période de l'iritis qu'un traitement bien dirigé a le plus de chance de réussir, en prévenant les adhérences de l'iris à la capsule du cristallin et la formation de ces opacités pupillaires qui n'arrivent que trop fréquemment et sont souvent la cause d'une diminution de la vue.

La douleur est un symptôme très variable et très incertain dans l'iritis : dans certains cas, elle n'existe pas; dans quelques-uns, elle peut être légère, tandis que dans d'autres elle est extrêmement violente.

L'iritis est un véritable danger qui doit tenir en éveil, car elle peut surgir dans le cours d'une ophtalmie ou de toute autre inflammation des membranes de l'œil. Si nous avons un doute, la réaction de la pupille, après une instillation d'atropine, le dissipera ordinairement. L'iritis existe-t-elle, la pupille, au lieu de devenir large et régulière, se dilatera irrégulièrement, ou même ne se dilatera pas du tout. On peut poser cet axiome en ophtalmologie : *dans le doute, instillez l'atropine*. Les cas où il portera à faux sont rares, tandis que ceux où il sera vérifié sont innombrables.

Traitement. — Le premier soin consistera donc, si c'est possible, à *dilater la pupille :* dans ce but, on instille sur la conjonctive une solution de *sulfate d'atropine à 25 centigrammes pour 30 grammes*, au moment même de la consultation, et on prescrit un *collyre à 5 centigrammes pour 30 grammes*, dont le malade fera usage lui-même, trois ou quatre fois par jour.

Si, à la visite suivante, la pupille reste encore contractée, on instille de nouveau la solution forte et on dit au malade d'employer plus fréquemment le collyre faible [*de six à douze fois par jour*]. Aussitôt que la pupille commence à se dilater, on est en bonne voie pour la guérison de l'iritis.

Parfois l'atropine produit une espèce d'inflammation érysipélateuse de la peau des paupières et des joues : c'est l'état connu sous le nom d'*atropisme*.

Si l'atropisme survient, on prescrira une pommade quelconque à étaler sur les parties atteintes, on fera fréquemment des fomentations de tête de pavot et on cessera l'usage de l'atropine.

Aussitôt que l'inflammation a cédé, il faut substituer un autre collyre à l'atropine. On peut essayer la daturine, le sulfate d'hyosciamine, ou la duboisine, ou bien encore la pommade suivante :

℞	Sulfate d'atropine.............	0gr,03
	Acétate de morphine...........	0 03
	Vaseline......................	3 50

que l'on étendra en petite quantité sur la surface conjonctivale de la paupière inférieure, trois fois par jour.

Dans l'iritis légère, on n'a besoin que du traitement local seul ; dans les formes plus sérieuses, spécialement dans celles accompagnées de douleur intense, nous prescrivons une application de deux à six sangsues à la tempe et nous donnons l'opium, si c'est nécessaire.

Quand il y a une grande production d'exsudats plastiques, nous donnons le mercure jusqu'à salivation, et nous posons ce principe, dont on a rarement besoin de se départir, que l'*exsudation plastique de l'iritis demande l'administration du mercure*, sans avoir à s'inquiéter de savoir si oui ou non l'iritis est syphilitique.

Pour l'iritis suppurée, nous donnons des toniques : le perchlorure de fer est le meilleur de tous ; au lieu d'employer l'atropine, nous prescrivons de baigner souvent l'œil dans la solution chaude belladonée, et, dans les intervalles, de le tenir bandé avec un tampon de lint imbibé de la même solution et appliqué sur les paupières fermées.

Glaucome.

D'une façon générale, le glaucome est une affection caractérisée par *une augmentation de tension du globe de l'œil*, à laquelle on peut rapporter la plupart des autres symptômes concomitants. Il atteint ordinairement les personnes ayant dépassé un âge moyen et frappe les deux yeux, mais souvent à un intervalle assez grand. Nous divisons le glaucome en simple, aigu, chronique et secondaire.

Dans le **glaucome simple**, les malades se plaignent d'une diminution croissante de la vue et de lacunes subites du champ visuel, dues à des nuages de fumée jaunâtre ; ils voient une espèce de halo entourant une flamme, avec des cercles irisés : après s'être servis de verres pour soulager leur vue, ils sont bientôt obligés d'en prendre de plus forts ; ils n'éprouvent pas de douleur,

L'examen fait constater une légère augmentation de tension (1) de l'un ou des deux yeux,

(1) On constate la tension oculaire de la façon suivante : disant au malade de regarder en bas et de fermer les yeux sans effort, nous exerçons doucement, avec un doigt de chaque main, plusieurs pressions successives, comme lorsque nous voulons nous assurer de l'existence de la fluctuation dans une autre région.

A l'état normal, l'œil est ferme et demi-élastique ; sa tension peut varier, soit par augmentation, soit par diminution. Nous exprimons le degré de tension par T : ainsi : si la tension est normale, nous avons Tn : si elle est augmentée T + 1, T + 2, T + 3 ; si elle est diminuée T — 1, T — 2, T — 3 ; s'il y a incertitude T + ? ou T — ?.

2.

un peu de dilatation de la pupille, et une grande paresse dans ses mouvements; le cristallin offre un aspect brumeux et l'étendue du champ visuel est diminuée, quoique la vision centrale puisse être bien conservée; il n'y a aucun symptôme inflammatoire. On peut pourtant trouver de l'engorgement des veines émergeant de la sclérotique dans la région ciliaire.

L'ophtalmoscope décèle une hyperémie veineuse de la rétine, et les pulsations de l'artère centrale, soit spontanées, soit à la suite d'une pression légère sur le globe de l'œil; très souvent il y a excavation de la papille (1). Si l'affection dure depuis longtemps, l'atrophie de la papille aura commencé et l'on rencontrera des hémorrhagies rétiniennes.

L'aspect trouble du cristallin, associé à la diminution graduelle de la vision, peut conduire à une erreur funeste et faire prendre un

(1) L'excavation de la papille est caractérisée par un aspect bleuâtre du centre, qui est entouré par un bord blanchâtre tout à fait distinct; les vaisseaux rétiniens apparaissent grêles sur la partie bleue : au moment où ils arrivent sur le bord, ils semblent comme brisés dans leur direction, et on les retrouve sur la rétine dilatés et tortueux, en un point où ils ne sont pas en continuité avec leur direction première.

La dilatation produit l'effet de vaisseaux s'emplissant et se vidant alternativement.

glaucome simple pour *une cataracte*. Mais l'ophtalmoscope nous empêchera toujours de faire une semblable confusion : cet examen nous montrera que l'opacité est plus apparente que réelle, et que nous pouvons avoir une vue très nette du fond de l'œil, sur lequel nous trouverons les modifications déjà indiquées.

Il est de la plus grande importance que le glaucome simple ne soit pas confondu avec une cataracte ; l'erreur est souvent commise, et le malade, dont on pouvait sauver la vue par une simple iridectomie faite à temps, est conduit à une cécité irrémédiable, en attendant la maturation de la cataracte supposée.

Les glaucomes aigu et chronique sont marqués par des attaques d'inflammation plus ou moins grave; on les désigne parfois sous le nom de *glaucome inflammatoire*. Tous deux sont habituellement précédés par une période prémonitoire, ressemblant en grande partie au glaucome simple, mais en différant en cela que tôt ou tard éclate l'inflammation; ce qui n'arrive jamais dans le glaucome simple; celui-ci augmente graduellement jusqu'à ce que la vision soit entièrement perdue, sans aucune attaque d'inflammation ou de douleur.

Un malade, frappé de **glaucome aigu**, après

avoir traversé la période prémonitoire, ordinairement d'une très courte durée, est subitement surpris, ordinairement la nuit, par une douleur intense, accompagnée de symptômes marqués d'inflammation ; la douleur est souvent atroce, et siège non seulement dans l'œil, mais dans tout le côté correspondant de la tête ; fréquemment l'état général est sérieux, il y a des nausées et des vomissements; le malade essaye-t-il de voir avec l'œil atteint, il remarque que sa vue est réduite à la perception de la lumière.

On constate le gonflement des paupières et la congestion de la conjonctive; la vascularité de l'œil est augmentée d'une façon générale; *le globe oculaire a une dureté de pierre* [T + 3] ; la cornée parait voilée, l'humeur aqueuse est nuageuse, la chambre antérieure plus petite qu'à l'état normal, l'iris décoloré, la pupille *dilatée* et immobile et le cristallin d'un aspect brumeux. L'ophtalmoscope montre que le corps vitré est trouble, ce qui ne permet pas d'apercevoir nettement les détails du fond de l'œil, bien que l'on puisse voir la papille, mais d'une façon confuse.

Il y a là certains symptômes du glaucome aigu qui peuvent induire en erreur; ainsi nous avons vu les nausées et les vomissements conduire à un diagnostic d'ictère, la douleur être prise pour une névralgie, le gonflement des paupières pour un érysipèle. Le malade avait été traité d'après ces vues, les symptômes oculaires se trouvant absolument négligés jusqu'à l'apparition d'une cécité irrémédiable.

Il est digne de remarque que le glaucome aigu atteint fréquemment des personnes retenues au lit pour d'autres maladies. Nous nous rappelons des cas où il s'agissait d'un anthrax, d'un abcès, une autre fois d'une fracture du pied; le glaucome n'avait été ni diagnostiqué ni traité.

Une attaque de glaucome aigu se termine en laissant l'œil plus dur qu'à l'état normal et avec une diminution variable de la vision. La période de *rémission* sera d'un certain temps; mais tôt ou tard survient une autre attaque, qui peut encore s'apaiser, mais seulement pour être suivie par d'autres; et celles-là, si elles ne sont pas prévenues, amèneront une perte inévitable de la vision.

On ne trouve pas d'excavation de la papille dans le glaucome aigu. L'excavation met un certain temps à se développer, et la marche du glaucome aigu est si rapide que la vue est perdue avant que l'excavation se soit montrée;

d'ailleurs les milieux dioptriques sont trop troubles pour permettre d'obtenir une vue suffisante du fond de l'œil.

Le **glaucome chronique** est caractérisé par une période prémonitoire plus longue que dans le glaucome aigu; les attaques inflammatoires sont bien marquées, mais ont beaucoup moins de violence; elles surgissent à de longs intervalles et s'apaisent sans laisser une aussi grande diminution de la vue; la douleur est beaucoup moins vive ; l'excavation de la papille devient bien apparente; les veines rétiniennes sont gorgées et on voit les pulsations de l'artère centrale.

En somme, le glaucome chronique peut être considéré comme un glaucome simple avec, en plus, des attaques d'inflammation et de douleur; la tension du globe est pourtant plus grande, et, comme conséquence, les changements morbibes sont plus accentués et plus rapides.

Par **glaucome secondaire**, nous entendons un glaucome survenant dans le cours d'une autre affection oculaire; on le rencontre dans les cas suivants : kératites, blessures du cristallin avec luxation ou cataracte traumatique consécutive, certaines affections de la choroïde, de l'iris ou de la rétine, etc... Cette forme atteint des malades de tout âge.

Les deux premières espèces de glaucome aigu et chronique ont été prises pour de l'iritis. Nous éviterons une semblable erreur, en faisant attention : 1° à l'état de la pupille : dans le glaucome, elle est dilatée, dans l'iritis elle est invariablement contractée ; 2° la tension oculaire est toujours *considérablement* accrue dans le glaucome inflammatoire ; dans l'iritis elle est normale ou peut être *très légèrement* augmentée.

Le glaucome inflammatoire ressemble à l'iritis, en ce qu'on y trouve l'injection de la région ciliaire, l'obscurcissement de la vue, le plus ou moins d'immobilité de la pupille et la décoloration de l'iris.

Traitement. — On doit éviter l'atropine dans le glaucome, car elle augmenterait la tension et causerait beaucoup de mal. Le *sulfate d'ésérine* a, au contraire, un effet opposé ; on emploiera une solution de 5 *à* 25 *centigrammes pour* 30 *grammes d'eau,* dans les cas où, pour une raison quelconque, l'opération ne peut être faite immédiatement. Mais il faut se rappeler que *le glaucome ne sera guéri que par une opération.*

Aussitôt qu'il n'y a plus de doute sur la nature de l'affection, on fera, si c'est possible, l'iridectomie; plus tôt l'opération sera faite, plus grandes seront les chances de succès. Attendre, c'est simplement perdre un temps précieux et diminuer les chances de rétablissement de la vue.

L'iridectomie [comment? — nous ne le savons pas] diminue la tension de l'œil. Pour que l'opération soit bien effectuée, on doit prendre soin *de sectionner l'iris entièrement de la grande à la petite circonférence et d'en enlever un large morceau.* Si la première opération échoue, une seconde et même une troisième seront tentées. On fera son possible pour que le malade comprenne la nécessité d'une opération à bref délai; si l'on ne réussit pas à obtenir son consentement, il est nécessaire, au point de vue de notre propre réputation, de l'amener au plus vite à demander un autre avis.

CHAPITRE IV

MALADIES DES PAUPIÈRES.

Les affections des paupières qu'on rencontre le plus fréquemment sont les suivantes :

L'ophtalmie du tarse ou blépharite, inflammation ulcéreuse chronique, siégeant soit dans les follicules pileux eux-mêmes, soit autour d'eux.

La sécrétion glandulaire altérée se concrète en croûtes, qui adhèrent aux bords libres des paupières, en agglutinant les cils. Les croûtes formées sont ordinairement petites ; mais il se produit aussi parfois une certaine quantité d'écailles épaisses, de couleur jaune brunâtre.

La croûte enlevée, on voit le bord de la paupière à vif et saignant. Dans les cas anciens, les paupières deviennent très épaisses ; l'inférieure est alors renversée : il y a déviation des points lacrymaux et écoulement constant des larmes, qui irritent la peau des joues et des paupières. Les malades atteints sont ordinairement des enfants.

Traitement. — La blépharite, dans ses formes les plus sérieuses, est très rebelle au traitement. Les cas légers peuvent être guéris en quelques semaines par les moyens suivants : grands soins de propreté, application, le soir, de la pommade au turbith nitreux sur les bords des paupières [préalablement débarrassées de tout produit d'exsudation] (1), enfin lotions trois ou quatre fois par jour avec la solution d'acide borique ou d'alun.

Dans les cas sérieux [en plus des lotions et de la pommade], les cils seront arrachés avec la pince, les croûtes enlevées et les surfaces ulcérées touchées avec la pointe du crayon au nitrate d'argent : un seul attouchement est ordinairement suffisant.

Si le point lacrymal inférieur est déplacé, il faut l'inciser ainsi que le conduit à chaque paupière inférieure [voir chapitre v].

Un traitement général paraît-il nécessaire, on doit y avoir recours.

L'hordeolum ou orgeolet est constitué par un bouton rouge, enflammé et douloureux, se

(1) Les produits d'exsudation doivent être enlevés par des lavages à l'eau chaude chargée de soude. Si quelques écailles paraissent particulièrement tenaces, on les arrachera avec l'ongle.

terminant ordinairement par de la suppuration; il siège près du bord de la paupière. Les orgeolets viennent souvent par séries; ils dénotent une santé débilitée.

Nous prescrivons les cataplasmes la nuit et des fomentations le jour. Aussitôt que le pus commence à faire saillie, la petite tumeur peut être ouverte.

La teinture de perchlorure de fer, à la dose de 5 à 20 gouttes, selon l'âge du malade, est le meilleur traitement interne.

Le **kyste du tarse** [chalazion] ressemble quelque peu comme aspect à l'orgeolet; mais il est ordinairement situé plus loin du bord de la paupière. L'inflammation, la douleur et la suppuration sont très rares.

En retournant la paupière, on voit une tache pourpre ou grise, qui indique sa place sur la surface de la conjonctive.

Le *chalazion* est produit par l'obstruction d'un conduit d'une glande de Meibomius, dont la sécrétion retenue forme tumeur.

Traitement. — On ponctionne le kyste à travers la tache par la face conjonctivale, en scarifiant l'intérieur avec la pointe du bistouri; puis on le vide de son contenu au moyen de la cuillère tranchante, ou bien en le pressant simplement entre les doigts. Ce qu'il renferme consiste généralement en une matière gélatineuse; mais parfois la suppuration s'est produite et le kyste est rempli de pus : dans ce cas, il suffit de l'ouvrir pour permettre le libre écoulement du liquide.

Lorsque le contenu a été évacué, le kyste se remplit de sang et la tumeur devient aussi grosse, plus grosse même qu'avant son ouverture. Mais le sang se résorbera dans l'espace de quelques semaines, et la tumeur disparaîtra. S'il persiste une certaine grosseur au bout de cinq ou six semaines, on ouvrira le kyste de nouveau.

Le **moluscum** est une petite tumeur blanchâtre, avec une dépression à son centre. On rencontre fréquemment une ou plusieurs de ces petites productions sur la peau des paupières et de la face : on les incisera franchement, et leur contenu, qui est de nature caséeuse, sera pressé entre les ongles des pouces.

Il y a aussi parfois des **verrues** aux environs des paupières : on les coupera avec des ciseaux.

CHAPITRE V

LARMOIEMENT.

Le **larmoiement** [*épiphora*] (1) provient d'une hypersécrétion dans la plupart des maladies inflammatoires de l'œil, mais il peut résulter aussi de la **déviation** d'un point lacrymal [voir chapitre IV].

S'il existe seul ou en même temps qu'une sécrétion du point lacrymal, cela indique une **obstruction** des voies. L'obstruction siège au point lacrymal, dans le conduit ou à son entrée dans le sac, ou encore dans le canal nasal; le lieu d'élection est à la jonction du canal avec le sac ou, en second lieu, à l'issue du canal dans le méat inférieur des fosses nasales.

Si l'obstruction est à l'un des trois premiers

(1) Le terme épiphora est quelquefois réservé aux cas où le larmoiement est dû à une hypersécrétion, tandis que celui de *stillicidium lacrymarum* est appliqué à ceux dans lesquels le débordement provient d'une obstruction des voies lacrymales. Nous nous contenterons du seul terme épiphora.

points, l'épiphora sera le seul symptôme; mais si elle existe au dernier, nous aurons, avec le larmoiement, une distension plus ou moins grande du sac lacrymal, qui constituera une tumeur sur le côté du nez.

La pression sur la tumeur produit son affaissement avec issue à travers le point lacrymal : 1° de mucus épais, transparent et adhérent; 2° du même liquide mêlé à du pus; 3° ou de pus seul.

Traitement. — Dans tous les cas d'épiphora, soit simple, soit accompagné de sécrétion, nous essayons d'abord les lotions astringentes, appliquées sur la commissure interne, de façon qu'elles puissent agir sur les voies lacrymales (1). Pour atteindre ce but, on fend le point lacrymal et le conduit à la paupière inférieure [le conduit supérieur réclame rarement cette opération].

Si l'obstruction siège au point lacrymal ou dans le conduit, on guérit sûrement l'épiphora, et l'on apporte une grande amélioration dans les cas où l'obstruction est plus bas. L'ouverture du conduit donne libre issue à l'écoulement

(1) On doit faire usage des lotions déjà recommandées contre l'ophtalmie.

de la sécrétion dans le sac, et la membrane muqueuse redeviendra saine.

Dans tous les cas, après avoir fendu le conduit, même si aucune amélioration ne se produit, nous nous abstenons de toute intervention opératoire, pendant cinq ou six semaines.

Nous veillons seulement à ce que le conduit fendu ne se referme pas; le sac doit être vidé par pression du doigt lorsqu'il commence à se remplir, et on emploiera les lotions astringentes d'une façon constante. Au bout du laps de temps ci-dessus, on essaiera de traiter le rétrécissement du canal en passant des sondes.

Incision du point lacrymal inférieur et du conduit. — Le malade est assis, on se tient debout derrière lui ; sa tête, préalablement recouverte d'une serviette, est fixée contre la partie inférieure de notre poitrine. Supposons que ce soit le côté droit à opérer : on place les trois derniers doigts de la main gauche sur la figure du malade, au niveau de la commissure externe et on tire les paupières avec les deux autres doigts, de façon à les maintenir tendues ; puis on saisit de la main droite une petite sonde cannelée que l'on introduit dans le point lacrymal, d'abord verticalement, et, appuyant sur son manche, on la pousse horizontalement à travers le conduit jusque dans le sac : pour être certain qu'elle est bien dans le sac, on cesse d'exercer la tension avec les deux doigts de la main gauche, et on pousse doucement la sonde cannelée avec la main droite. S'il se forme des plis à la commissure interne, quand la sonde cannelée est ainsi poussée, c'est qu'elle n'est pas entrée dans le sac, et il faut faire une nouvelle tentative. S'il n'y a pas de plis, on tend de nouveau les paupières, et, saisissant alors le manche de la sonde cannelée entre le pouce et l'index de cette même main, on prend de la main droite un couteau à cataracte ordinaire ou tout autre petit bistouri à bon tranchant, et on le glisse sur la rainure de la sonde jusque dans le sac. On peut écarter la paupière supérieure avec un doigt de la main droite.

A gauche, on opère de la même manière : il n'y a qu'un changement de main à faire.

Le conduit supérieur exige quelquefois une incision ; l'opération n'est pas tout à fait aussi simple que pour l'inférieur.

On doit voir le malade chaque jour pendant une semaine et passer la sonde cannelée entre les lèvres de l'incision, pour en empêcher l'accolement.

Pour introduire la sonde dans le canal nasal, la position du malade et de l'opérateur est la même que pour l'incision du conduit. Le conduit ayant été incisé auparavant, et les paupières étant tendues de la manière déjà indiquée, la sonde sera poussée le long de l'incision aussi loin qu'elle pourra aller : l'absence de plis à la commissure interne, quand on cesse de tendre les paupières, indique que l'extrémité de la sonde est dans le sac. Quand on a cette certitude, on relève la sonde contre le rebord de l'orbite [en prenant soin pendant ce temps de bien tenir l'extrémité pressée contre la paroi interne du sac], jusqu'à ce qu'elle atteigne une position verticale. On la pousse alors doucement en bas et un peu en arrière dans la direction du canal nasal ; puis, quand la sonde a traversé ce canal, on la retire un peu, de façon à écarter son extrémité du plancher des fosses nasales, et on la laisse en place vingt minutes et même plus longtemps.

Si la sonde a été convenablement passée à travers le canal, son pavillon restera solidement fixé contre le rebord orbitaire. Si, au contraire, le pavillon se meut facilement, cela montre que la paroi du canal a été perforée, et, dans ce cas, il faut retirer la sonde et la passer de nouveau.

Le sac lacrymal s'enflamme assez fréquemment et suppure.

En plus de l'*épiphora*, on constate une tumeur rouge sombre et très douloureuse, située sur un des côtés du nez; les paupières sont dans toute leur étendue plus ou moins œdématiées : s'il s'est formé du pus, la tumeur est tendue, et il y a de la fluctuation profonde. Habituellement un seul côté est atteint.

On prend quelquefois cette affection pour un érysipèle, surtout quand les deux sacs sont enflammés en même temps.

Traitement. — On incise franchement la peau jusque dans le sac, et le plus tôt est ce qu'il y a de mieux. On met des cataplasmes et on prescrit un traitement général. Lorsque l'inflammation a cédé, il faudra traiter l'obstruction du canal nasal, qui très certainement existe.

CHAPITRE VI

ACUITÉ VISUELLE. — CHAMP VISUEL. — ANOMALIES DE LA RÉFRACTION. — ASTIGMATISME. — ÉTENDUE DE L'ACCOMMODATION. — PRESBYTIE.

Par **acuité visuelle** [= *v*], on entend le pouvoir que l'œil possède de distinguer les objets ; l'acuité visuelle se mesure au moyen de lettres de dimensions variées, connues sous le nom d'échelles optométriques. Les échelles dont nous faisons usage sont celles du Dr Snellen.

Les lettres de ces échelles sont de dimension telle que tout œil ayant une vue normale les reconnaît à certaines distances ; la distance à laquelle chaque numéro doit être reconnu est marquée au-dessus. Si l'œil dont nous voulons mesurer l'acuité visuelle reconnaît un numéro *quelconque* à sa distance propre, nous pouvons être sûr que l'acuité visuelle est normale.

Néanmoins on rencontre souvent une difficulté, parce que l'on suppose naturellement que l'œil qui peut lire un numéro de l'échelle à sa distance propre est capable de distinguer les autres également à leurs distances propres. Or il n'en est pas ainsi. Fréquemment un œil lit facilement les caractères qui doivent être reconnus à une petite distance, mais ne peut pas déchiffrer ceux qui doivent être distingués à des distances plus grandes; et, au contraire, un œil dont l'acuité visuelle est normale pour une certaine distance ne déchiffre qu'avec difficulté ou même ne déchiffre pas du tout les caractères qu'il devrait distinguer de près.

Cette inconséquence apparente n'a pourtant pas lieu de nous surprendre; elle provient de ce qu'on appelle les anomalies de réfraction [voir p. 51 et suiv.], et nous verrons qu'en corrigeant ces anomalies par des verres convenables, tous les numéros sont distingués chacun à leur distance propre.

On exprime l'acuité visuelle par la formule $v = \frac{d}{D}$, dans laquelle d = la distance, par exemple 6 mètres (1), D le numéro de l'échelle que peut lire l'œil examiné, à 6 mètres.

(1) Dans les nouvelles éditions des échelles de Snellen, on a introduit le système métrique ; ainsi les distances des caractères, au lieu d'être mesurées en pieds et en pouces, comme auparavant, sont comptées en mètres

Si d et D sont représentés par le même chiffre, c'est-à-dire si D = 6 peut être lu à 6 mètres, la formule sera $v = \frac{6}{6}$ ou 1, ce qui est l'acuité visuelle normale; si D = 12 n'est déchiffré qu'à 6 mètres, la formule sera $v = \frac{6}{12} = \frac{1}{2}$ et ainsi de suite.

Par **champ visuel** on entend la surface d'un même plan vertical, embrassée d'une façon distincte par l'œil invariablement fixe. Ce champ est limité par une ligne joignant les points les plus excentriques que l'on puisse distinguer.

On mesure l'étendue du champ visuel de la façon suivante : le malade est debout en face de nous, à une distance d'environ 60 centimètres. Supposant que nous voulons examiner son œil gauche, nous lui ordonnons de fixer notre œil droit. L'œil droit du malade et notre œil

et en centimètres. La grandeur de quelques-unes des lettres a été aussi modifiée.

Si l'on désire employer les anciennes mesures, il suffit de se rappeler qu'un mètre équivaut à environ 40 pouces [39 p. 4], et il est alors très facile de passer du système métrique à l'autre : ainsi les lettres les plus grandes des échelles, qui étaient marquées habituellement CC [200 pieds], portent maintenant le n° 60, ce qui veut dire 60 mètres. Mais 60 mètres égalent 200 pieds [à peu près]. XX est maintenant 6 [6 mètres].

gauche doivent être fermés. Nous promenons alors notre main à la périphérie du champ visuel dans des directions différentes et nous remarquons si ces mouvements sont perçus par l'œil du malade à la même distance du centre que par notre rétine, supposée normale. Il faut prendre soin de promener la main dans un plan vertical, situé à égale distance de notre œil et de celui du malade, et veiller aussi à ce que son œil soit immobile.

Si l'œil que nous examinons suit tous les mouvements de la main à la même distance du centre que nous-même, nous en concluons que le champ visuel est normal; mais si nous remarquons de l'indécision dans une direction quelconque, nous en inférons que la sensibilité de la partie correspondante de la rétine est diminuée.

Il faut se rappeler que chaque portion du champ visuel correspond à une partie de la rétine, vis-à-vis l'objet que l'on regarde, mais pas du même côté, si bien que la moitié externe du champ visuel correspond à la moitié interne de la rétine, et *vice versa*.

La diminution ou le rétrécissement du champ visuel accompagne très fréquemment les altérations rétiniennes dues à une augmentation de tension, comme dans le glaucome, ou à une maladie de la rétine elle-même ou du nerf optique.

Anomalies de la réfraction.

Par réfraction de l'œil, on entend les conditions dans lesquelles se forment les images pour des objets situés à une certaine distance, les rayons lumineux qui en émanent étant supposés parallèles, et cela à l'état de repos de l'accommodation.

Par accommodation on comprend le pouvoir que possède l'œil de changer les conditions de *sa réfraction*, de telle façon qu'il se trouve au point pour les rayons divergents, c'est-à-dire pour ceux qui émanent d'objets rapprochés.

Un œil de réfraction normale a son axe antéro-postérieur de longueur telle que les rayons parallèles se réunissent exactement en foyer dans la couche des cônes et des bâtonnets : cet œil est appelé *emmétrope.*

Un œil de réfraction anormale peut avoir son axe antéro-postérieur ou trop long ou trop court : cet œil est dit *amétrope. Nous voyons que la réfraction dépend de la longueur du globe de l'œil.*

L'œil dont l'axe antéro-postérieur est trop

long est appelé *myope ;* celui dont l'axe antéro-postérieur est trop court, *hypermétrope ;* ces deux états constituent ce que l'on nomme anomalies de réfraction ou *myopie* et *hypermétropie.*

Les anomalies de réfraction se diagnostiquent par l'essai avec des verres, par l'examen direct à l'ophtalmoscope, et par la kératoscopie [v. p. 95].

Pour diagnostiquer les anomalies de la réfraction, on doit avoir les échelles de Snellen, dont nous avons déjà parlé, et une boîte de verres d'essai.

Les verres dont on se sert maintenant sont numérotés en dioptries.

Une *dioptrie* = D étant une lentille de 1 mètre de distance focale, un verre de deux dioptries est de force double, et sa distance focale est de 50 centimètres ; un verre de trois dioptries est de force triple et a une distance focale de 33 centimètres environ.

A la fin du livre de Snellen est annexée une table contenant à la fois les numéros en dioptries et les longueurs focales des verres d'essai d'après le système métrique et en pouces de Paris (1).

(1) Le pouce français correspond au pouce anglais plus $\frac{1}{8}$.

Dans la boîte de verres d'essai, les verres sont numérotés en dioptries.

Myopie. M [*vue courte*]. — L'axe antéro-postérieur de l'œil est trop long, et les rayons parallèles forment leur foyer en avant de la rétine, au lieu de le former sur elle-même.

Pour y remédier, on emploie des verres concaves, qui font diverger les rayons parallèles, avant qu'ils aient atteint la cornée, et transportent ainsi leur point de réunion plus loin, après la réfraction.

Le malade se plaint de ne voir que de près. Si on lui donne à lire les échelles métriques, il les tiendra tout près de ses yeux, *mais il lira facilement les plus petits caractères, pourvu qu'il les tienne suffisamment rapprochés*. Si on lui dit de regarder un objet éloigné, il clignera ordinairement des yeux, afin de rétrécir son ouverture palpébrale, et sera tout au plus capable de voir d'une façon indistincte, ou même il ne verra rien du tout.

De tels symptômes nous conduisent toujours à soupçonner la myopie.

Les personnes myopes se plaignent souvent d'avoir des corps flottants devant les yeux [*mouches volantes*]. Cela les inquiète, et nous devons nous attendre à ce qu'elles nous en parlent.

On constate l'existence de la myopie, en même temps que son degré, par l'essai des verres, de la manière suivante.

Plaçant le malade à 6 mètres de la page où sont les numéros de 6 à 60 (1), on lui demande d'essayer de lire avec chaque œil séparément. S'il a un degré élevé de myopie, il ne distinguera aucune des lettres. On lui donne alors entre les mains les petits caractères, et l'on note avec soin la plus grande distance à laquelle il peut déchiffrer le numéro 0,50 ou 0,60.

On trouve généralement que le verre concave dont la longueur focale négative correspond à la plus grande distance à laquelle l'œil voit distinctement, ou un verre un peu plus fort ou un peu plus faible, corrigera la myopie.

Par exemple si, en lisant, le malade tient le livre à 20 centimètres, cela indiquera qu'un verre concave de 20 centimètres de distance focale négative — c'est-à-dire un verre de 5 D — donnera l'acuité visuelle la plus grande à distance.

Après avoir constaté la distance à laquelle le malade lit les petits caractères, on le prie de

(1) Les numéros plus petits, comme 3, 4, 5, placés à la distance voulue, peuvent servir tout aussi bien, si l'on ne dispose pas d'un espace de 6 mètres.

regarder de nouveau la page qui porte les numéros de 6 à 60, et alors, plaçant devant l'œil que l'on examine des verres concaves, en commençant par celui dont la longueur focale correspond à la distance à laquelle il lit les petits caractères, on continue l'essai *jusqu'à ce que l'on arrive au verre concave le plus faible avec lequel l'acuité visuelle la plus grande puisse être obtenue.*

Le degré de myopie s'exprime par le nombre de dioptries de ce verre concave. Si nous trouvons, par exemple, qu'un verre concave de — 4D est le plus faible qui permette de lire le n° 6 à 6 mètres, le degré de myopie est considéré comme égal à quatre dioptries et nous écrirons en abrégé (1) OD, OG ou DY : M4D $v = \frac{6}{6}$. Si pourtant le n° 6 ne peut être lu à 6 mètres, mais seulement le n° 12, 18, 36 ou même 60, le degré de myopie sera encore désigné par le nombre de dioptries *du verre concave le plus faible* avec lequel l'*acuité visuelle la plus grande puisse être obtenue.*

Dans beaucoup de cas de myopie, et spécialement dans ceux d'un degré élevé [au-dessus

(1) OD, OG, DY, abréviations pour œil droit, œil gauche, deux yeux ; *v*, acuité visuelle.

de 6 D], l'acuité visuelle a beaucoup diminué. Cette faiblesse de la vue est souvent due à des altérations atrophiques de la choroïde, qui se rencontrent fréquemment dans la myopie [voir page 107].

Il faut prendre soin, en mesurant la myopie, d'examiner chaque œil séparément, car il existe souvent une grande différence entre les deux.

La raison pour laquelle on cherche *les verres concaves les plus faibles*, c'est que l'on veut seulement faire diverger les rayons parallèles, de telle façon qu'ils puissent atteindre la rétine. Si l'on donne un verre dépassant ce but, le malade verra également bien avec ce verre, mais comme les rayons lumineux sont plus divergents qu'il ne faut, ils se réuniront en foyer derrière la rétine; la conséquence sera un effort d'accommodation pour combattre cette trop grande divergence et ce n'est pas cela que l'on désire obtenir.

Le **traitement de la myopie** consiste donc à prescrire des lunettes ou un binocle avec des verres concaves appropriés.

Dans les cas de myopie modérée [moins de 4 dioptries], nous donnons des verres qui corrigent exactement la myopie pour l'usage à toute distance.

Dans les degrés plus élevés [dépassant 4 dioptries], nous trouvons ordinairement [excepté chez les enfants] que les verres qui corrigent exactement toute la myopie sont trop forts pour les travaux rapprochés. Dans ce cas, nous conseillons des verres qui neutralisent environ les deux tiers de la myopie, pour s'en servir à toute distance. Par exemple, dans la myopie = 9 D, nous ordonnons des verres de 6 D : on les portera constamment pendant plusieurs mois, et ensuite on pourra user de verres plus forts, *à la condition qu'ils ne fatiguent pas les yeux pour les travaux à distance rapprochée.* S'il est nécessaire que le malade voie à distance avec toute la netteté que peuvent lui donner de bons verres, il faut lui prescrire un binocle monté avec des verres corrigeant exactement sa myopie, dont il se servira seulement pour la vue des objets éloignés, tandis qu'il usera dans tous les autres cas de lunettes avec verres corrigeant à peu près les deux tiers.

Pour les personnes atteintes d'une légère myopie [inférieure à 2 D], les verres ne sont pas d'un besoin indispensable ; elles n'y ont recours que pour voir les objets éloignés, et alors elles se serviront d'un binocle ou d'un monocle, qui corrige exactement leur myopie.

La grande préoccupation, en donnant des verres à un myope, doit être *de ne jamais les donner trop forts.*

Hypermétropie. H. [*vue longue*]. L'axe antéro-postérieur de l'œil est trop court et les rayons lumineux, à moins qu'il n'y ait quelque changement de courbure dans les milieux de l'œil (1), forment leur foyer derrière la rétine.

Les hypermétropes voient assez bien à distance : ils peuvent, en exerçant leur pouvoir d'accommodation, augmenter suffisamment la courbure du cristallin pour amener exactement sur la rétine le foyer des rayons parallèles.

Ils peuvent aussi, tant qu'ils sont jeunes et en bonne santé et ne se fatiguant pas — à moins que le degré de l'hypermétropie ne soit trop élevé — par un effort encore plus grand d'accommodation, faire de même pour les rayons lumineux divergents provenant d'objets rapprochés.

Tôt ou tard, cependant, le pouvoir d'accommodation diminue, le double effort ne se maintient plus longtemps, et l'image des objets rapprochés, au lieu de se former sur la rétine, se forme derrière elle.

(1) Par milieux de l'œil, on désigne la cornée, le cristallin, l'humeur aqueuse et l'humeur vitrée.

Pour remédier à cet état, on prescrit *des verres convexes*, qui font converger les rayons parallèles, sur la rétine ; et préviennent ainsi la nécessité d'une grande partie de l'effort d'accommodation, en permettant son utilisation pour la vue des objets rapprochés.

Un malade se présente et se plaint d'avoir mal aux yeux, lorsqu'il regarde des objets rapprochés ; quand il lit, les lignes et les mots — d'abord assez distincts — se brouillent et deviennent confus au bout de quelques minutes. Il remarque que, s'il ferme les yeux un instant ou se les frotte, les caractères redeviennent distincts, mais pour un temps plus court encore que précédemment. De tels symptômes doivent nous amener à soupçonner l'hypermétropie.

Pour la diagnostiquer et en même temps en mesurer *le degré* par l'essai des verres, on place le malade à la distance de 6 mètres de l'échelle de Snellen, où sont les numéros de 6 à 60, et on s'assure que les lettres peuvent être lues par chaque œil séparément ; en d'autres termes, on mesure l'*acuité visuelle*. On note alors ce que donne chaque œil séparément, s'il existe une différence entre les deux ; ce qu'ils donnent tous deux ensemble, s'il n'y a pas de différence.

Supposons que l'œil droit lise le numéro 6 à

6 mètres, tandis que le gauche lit seulement le numéro 12, nous écrirons : OD. $v = \frac{6}{6}$; OG. $v = \frac{6}{12}$, etc. Si les deux yeux lisent le n° 6 à 6 mètres, ou le n° 12 à 6 mètres, ou le n° 18 à 6 mètres, ou un numéro quel qu'il soit, nous écrirons : DY. $v = \frac{6}{6}, \frac{6}{12}, \frac{6}{18}$, etc.

Si nous avons trouvé une différence dans l'acuité visuelle des deux yeux, nous couvrons un œil et nous plaçons au devant de l'autre un verre biconvexe de 1 D. Si la vision est tout aussi bonne avec + 1D, nous essayons des verres de plus en plus forts, continuant l'essai *jusqu'au verre convexe le plus fort avec lequel l'acuité visuelle la plus grande que l'on ait constatée puisse être encore maintenue.*

Après avoir terminé avec un œil, on procède à la même épreuve sur l'autre. Si l'acuité visuelle est égale pour les deux yeux, l'essai des deux yeux se fait en même temps.

Le nombre de dioptries du verre convexe le plus fort, avec lequel la plus grande acuité visuelle est maintenue, exprime le degré de l'hypermétropie. Si le verre est de + 4 D, on a une hypermétropie de 4 dioptries, et ainsi de suite.

L'acuité visuelle peut être altérée par + 1 D ; on essaie alors des verres de 0,75 ou 0,50 D ; et s'ils causent encore un trouble, sûrement il n'y a pas d'hypermétropie ou bien l'on est en présence de ce que l'on appelle hypermétropie latente.

Le fait d'une personne voyant également bien à distance avec un verre convexe ou sans ce verre indique certainement l'hypermétropie. — L'œil emmétrope est rendu artificiellement myope par ce moyen et son acuité visuelle pour les objets éloignés est, en conséquence, diminuée.

La force du verre que l'on a obtenu par la méthode indiquée exprime le degré de ce que l'on nomme *hypermétropie manifeste ;* c'est l'hypermétropie qui correspond à l'étendue du pouvoir d'accommodation que le malade peut exercer ou non, à volonté. Mais il reste toujours ce que cache la tension de l'accommodation, sur laquelle le malade n'a aucun contrôle. une partie de l'hypermétropie, connue sous le nom d'*hypermétropie latente.*

Dans quelques cas, cependant, comme nous l'avons déjà dit, toute l'hypermétropie peut être latente. Mais chez les personnes âgées, dont l'accommodation a une petite étendue, la plus grande partie, sinon toute l'hypermétropie sera manifeste, et alors la vision à distance est non seulement aussi bonne avec ou sans verres convexes, mais souvent elle est grandement améliorée par eux.

Si on désire connaître toute l'hypermétropie, latente et manifeste, ou s'assurer de son existence, quand on la soupçonne, quoiqu'elle ne soit pas manifeste, il faut paralyser le muscle ciliaire et détruire ainsi le pouvoir d'accommodation par l'instillation d'un collyre au sulfate d'atropine [*à 25 centigrammes pour* 30], trois fois par jour pendant deux ou trois jours avant l'examen.

Habituellement on n'a besoin de reconnaître que l'hypermétropie manifeste. Là il y a nécessité de trouver le verre convexe *le plus fort*, avec lequel on puisse atteindre la plus grande acuité visuelle pour les objets éloignés. Car nous savons que dans la méthode que nous employons on ne constate qu'une partie seulement de l'anomalie existante, que notre but est de corriger autant qu'il est possible.

Ayant donc trouvé le verre le plus fort, avec lequel on puisse atteindre la plus grande acuité visuelle pour les lettres éloignées, nous marquons son numéro, après l'acuité visuelle, que nous avons constatée sans l'aide des verres.

Supposons alors que nous trouvions DY $= v = \frac{6}{6}$, et avec $+$ 1D, la même acuité visuelle étant encore maintenue, nous écrirons à la suite DY $= v = \frac{6}{6}$ avec 1D $v = \frac{6}{6}$, ou plus brièvement DY. $v = \frac{6}{6} + 1D = v = \frac{6}{6}$. Si un œil, le droit par exemple, a une acuité visuelle $v = \frac{6}{12}$, qui est améliorée par l'interposition d'un verre convexe, que nous supposons être $+$ 4D, et avec lequel il puisse lire le n° 6, nous écrirons OD. $v = \frac{6}{12} + 4D = v = \frac{6}{6}$; si c'est l'œil gauche, nous marquons de la même façon, en substituant OG à OD, si l'examen porte sur les deux yeux, nous substituons DY à OD, et ainsi de suite.

Le **traitement de l'hypermétropie** consiste à prescrire des verres qui corrigent exactement l'*hypermétropie manifeste*, et à en user pour tout travail rapproché.

Si les symptômes reparaissent après l'usage de ces verres pendant un certain temps, on peut être sûr qu'une très grande partie de l'hypermétropie était latente à l'époque de l'examen et que les verres ne sont pas assez forts. On répète l'essai et très probablement on trouve plus d'hypermétropie manifeste ; s'il en est ainsi, on augmente la force des verres selon le résultat obtenu.

Si l'essai donne le même résultat qu'antérieurement, on paralyse l'accommodation et on mesure toute l'hypermétropie, à la fois l'hypermétropie manifeste et l'hypermétropie latente, et on prescrit des verres qui les corrigent toutes les deux.

Astigmatisme. — Par le terme d'astigmatisme on entend un état d'asymétrie de la cornée. Il y a deux sortes d'asymétrie : la première consiste dans une différence de courbure entre des méridiens différents de la cornée ; dans la seconde, la différence de courbure existe entre les différents segments d'un même méridien, ce qui constitue l'irrégularité. La première forme est nommée astigmatisme *régulier*, la seconde astigmatisme *irrégulier*. Cette dernière est fréquemment compliquée d'une courbure irrégulière du cristallin ; dans l'état actuel de nos connaissances, il y a peu à faire en vue du traitement de l'astigmatisme irrégulier. Aussi laisserons-nous là ce sujet, sans plus amples détails.

Astigmatisme régulier. — Un certain degré d'astigmatisme régulier existe sur la cornée de l'œil emmétrope. Son maximum de courbure [celle qui a le rayon le plus court et conséquemment la distance focale la plus courte] se trouve dans le méridien vertical; son minimum de courbure [celle qui a le rayon le plus long et conséquemment la distance focale la plus longue], se trouve dans le méridien horizontal. Si le degré d'asymétrie est assez faible pour ne donner naissance à aucun trouble de la vision, on l'appelle *astigmatisme normal* ou *astigmatisme de l'œil normal.* Mais si, au contraire, l'asymétrie engendre une défectuosité de la vision, on l'appelle astigmatisme anormal.

L'existence de l'astigmatisme normal peut être facilement constatée. Traçons sur une feuille de papier deux traits fins, se croisant à angle droit, de façon qu'en les fixant ils correspondent au méridien vertical et au méridien horizontal de la cornée : il y aura une distance pour tout œil emmétrope, à laquelle le trait vertical sera vu plus distinctement que l'horizontal et *vice versa*.

Une question se pose : pourquoi cette différence? — Pour y répondre, il faut faire comprendre quelles sont les conditions nécessaires de la vision distincte d'une ligne verticale ou horizontale.

Pour qu'une ligne soit vue distinctement, il est nécessaire que les rayons lumineux provenant de ses bords se forment exactement sur la rétine. Ainsi, pour voir distinctement une ligne verticale, il est indispensable que les rayons lumineux qui émanent *dans une direction horizontale*, en passant par le méridien horizontal de la cornée, se forment en foyer sur la rétine. Pour voir distinctement une ligne horizontale, il est nécessaire que les rayons lumineux qui en proviennent dans une *direction verticale*, et par cela même passant par le méridien vertical de la cornée, se forment en foyer sur la rétine. Les lignes verticales peuvent donc être considérées comme appartenant au méridien *horizontal* de la cornée, et les lignes horizontales au méridien *vertical*.

Comme il a déjà été dit, la courbure de la cornée a son rayon le plus court et sa distance focale la plus courte dans son méridien vertical, le plus long dans l'horizontal. Aussi un trait fin horizontal est vu *distinctement* à une distance moindre qu'un trait vertical de même finesse, un trait fin vertical à une distance un peu plus grande qu'un trait horizontal.

En faisant la petite expérience indiquée précédemment, toute personne emmétrope s'assurera sur elle-même de l'existence de l'astigmatisme normal.

Ce qui a été démontré au sujet des lignes verticale et horizontale s'applique également aux lignes tracées dans une direction quelconque. Pour voir distinctement une ligne, les rayons lumineux passant par le méridien de la cornée qui est à angle droit par rapport à cette ligne doivent se former en foyer sur la rétine. Il faut avoir cette règle présente à l'esprit quand on recherche l'astigmatisme avec les échelles typiques.

Astigmatisme anormal. — Dans l'astigmatisme anormal, on constate comme règle que la plus grande courbure [celle qui a le rayon le plus court] de la cornée est dans le méridien vertical ou dans les environs, et la plus petite courbure dans le méridien horizontal ou dans les environs. Les deux principaux méridiens, ceux de la plus grande et de la plus petite courbure, se coupent toujours à angle droit.

Il y a cinq formes d'astigmatisme anormal. Dans les deux premières, un méridien principal de la cornée est normal et il est coupé à angle droit par un méridien de trop grande ou de trop petite courbure : dans le premier cas, on a l'*astigmatisme myopique simple*, dans le second l'*astigmatisme hypermétropique simple*. Dans le troisième cas, tout l'œil est myope, mais la courbure de la cornée est en excès pour un méridien principal et, comme conséquence, la myopie est plus forte dans ce méridien. Cet état est appelé *astigmatisme myopique composé*. Dans la quatrième forme, tout l'œil a une réfraction hypermétropique, mais la courbure de la cornée est diminuée dans un méridien principal et, par suite, l'hypermétropie est augmentée dans ce méridien. Cet état est connu sous le nom d'*astigmatisme hypermétropique composé*. Enfin, en dernier lieu, la courbure d'un méridien principal est trop grande, d'où myopie dans ce méridien, et la courbure du méridien perpendiculaire, étant trop petite, cause de l'hypermétropie. C'est l'état nommé *astigmatisme mixte*.

Diagnostic et traitement. — Telles sont les conditions qui donnent naissance à l'astigmatisme. Nous avons maintenant à nous occuper des méthodes au moyen desquelles on en fait le diagnostic et le traitement.

Toutes les fois que dans l'examen de l'amétropie par l'essai des verres, l'acuité visuelle ne peut atteindre le degré normal et que le malade a de la difficulté à dire quels sont les verres qui lui conviennent le mieux, ou encore qu'il constate qu'il voit également bien avec des verres de distance focale différente, on soupçonnera l'astigmatisme.

Un coup d'œil à l'ophtalmoscope montrera qu'il n'y a aucune affection de la rétine ou de la choroïde, ni opacité de la cornée, ni trouble du cristallin ou de l'humeur vitrée, etc.

La présence de l'astigmatisme, de même que pour l'amétropie, est précisée par l'essai des verres ou par l'examen ophtalmoscopique.

Dans le but de constater l'astigmatisme et aussi pour en mesurer le degré par l'essai des verres, on fera usage d'une série de lignes rayonnant d'un centre commun. Un demi-cercle de ces lignes existe dans les échelles de Snellen. On les place à une distance convenable [5 à 6 mètres] et on dit au malade, dont l'essai de la réfraction a été fait antérieurement par les moyens ordinaires, de les regarder.

L'épreuve se fait pour chaque œil séparément, en s'assurant si celui que l'on examine peut distinguer une des lignes sans l'aide de verres; une ligne est-elle vue distinctement, sa direction sera notée avec soin. Cela nous donne un point de repaire pour l'astigmatisme existant, l'essai antérieur de la réfraction [pages 51-53] ayant attesté déjà selon toute probabilité l'existence de la myopie ou de l'hypermétropie, quoique aucun résultat satisfaisant n'ait été obtenu.

Supposons qu'une ligne verticale ou avoisinant cette direction soit vue nettement. D'après ce qui a été dit touchant les conditions nécessaires pour voir distinctement une ligne verticale, nous savons que le méridien de la cornée, situé à angle droit de cette ligne, a une courbure ou normale ou trop faible [hypermétropie].

Nous disons alors au malade de tenir son œil fixé sur cette ligne et nous interposons au devant de lui alternativement un verre convexe ou un verre concave d'un faible numéro.

Si le premier verre rend cette ligne confuse et si le second n'en altère que peu la netteté, nous diagnostiquons de suite l'emmétropie dans le méridien avoisinant l'horizontale.

Notre premier soin est de reconnaître quel verre rendra l'œil capable de distinguer une ligne coupant *à angle droit* celle qui est vue sans cette aide. L'essai commencera avec le verre ou concave ou convexe qui, dans l'essai antérieur de la réfraction, se trouvait donner la plus grande acuité visuelle. Ce verre, dans le cas supposé, sera très probablement concave. S'il en est ainsi, on continue l'essai jusqu'au verre le plus faible qui rende distincte la ligne coupant à angle droit celle qui a été vue la première, tandis que le reste du demi-cercle devient indistinct. On a affaire alors à un **astigmatisme myopique simple** et son degré est exprimé par le nombre de dioptries du verre concave le plus faible qui rend distincte la ligne coupant à angle droit celle qui était vue le plus distinctement sans verre. Admettons que le verre soit de 2D, le degré de l'astigmatisme =2D [Am = 2D — c'est-à-dire astigmatisme myopique 2D.].

Pour corriger le défaut constaté, un verre cylindrique (1) de 2D sera interposé devant l'œil, son axe étant à angle droit avec la ligne vue la première sans verre sphérique et dans

(1) Les verres cylindriques sont taillés dans un cylindre. Les rayons lumineux, traversant ces verres dans une direction à angle droit avec l'axe du cylindre, sont plus réfractés; plus les rayons approchent de l'axe, moins forte est la réfraction, et ceux qui passent dans la direction de l'axe ne sont pas réfractés du tout. En conséquence, le verre cylindrique doit toujours avoir son axe à angle droit avec le méridien de la cornée sur lequel on veut agir.

la même direction que celle vue avec ce verre. Si une correction convenable a été obtenue, les lignes d'épreuve apparaîtront toutes semblables, et l'acuité visuelle sera considérablement augmentée.

Les autres formes d'astigmatisme sont aussi diagnostiquées au moyen des lignes d'épreuve et de l'essai par les verres.

Dans l'**astigmatisme hypermétropique simple,** les lignes horizontales ou approchant de l'horizontale apparaissent généralement plus distinctement, et deviennent moins nettes par l'interposition de verres convexes, tandis que celles qui les coupent à angle droit sont distinguées aussi aisément et plus aisément même qu'auparavant. L'essai avec les verres sera continué jusqu'à ce que l'on arrive *au verre convexe le plus fort*, avec lequel les lignes verticales ou approchant de la verticale pourront être distinguées. Le degré de l'astigmatisme est exprimé par le nombre de dioptries de cette lentille. Supposons que le verre correcteur soit de 2D, alors l'astigmatisme = 2D [Ah = 2D, c'est-à-dire astigmatisme hypermétropique de 2D].

Le résultat obtenu sera contrôlé par l'essai avec un verre cylindrique convexe : l'axe de celui-ci doit être placé dans une direction plus ou moins verticale.

Dans les cas d'**astigmatisme myopique composé**, la vision à distance est généralement si imparfaite qu'aucune des lignes ne peut être distinguée à 6 mètres. L'essai par les verres concaves, en commençant par celui que l'on a trouvé, lors de l'essai antérieur de la réfraction, susceptible d'élever le plus l'acuité visuelle, rend l'œil rapidement capable de reconnaître quelques-unes des lignes : celles situées dans la direction verticale sont ordinairement les premières distinguées. Aussitôt qu'une ligne est reconnue, on doit commencer l'essai avec grand soin jusqu'au verre concave le plus faible avec lequel on soit assuré qu'elle peut encore être bien vue.

Après cela, on cherche le verre concave le plus faible avec lequel une ligne, coupant à angle droit celle vue la première, soit nettement distinguée. La force de ce verre est ordinairement plus grande que celle du premier. La différence entre les deux exprime le degré de l'astigmatisme.

Supposons que tout d'abord aucune ligne n'est distinguée; mais avec un verre de 2D celles ayant une direction verticale ou approchant de la verticale deviennent visibles et un verre de 4D est nécessaire pour rendre l'œil que l'on examine capable de voir les lignes coupant à angle droit celles primitivement distinguées.

Que conclurons-nous de ce résultat ? 1° Que dans le méridien horizontal de la cornée ou aux environs de ce méridien il y a myopie de 2D ; 2° que dans le méridien coupant à angle droit le premier, il y a myopie de 4D.

Comme correction, nous employons un verre sphérique *concave* de 2D ; ce verre corrige évidemment 2D de myopie dans tous les méridiens. Mais nous savons par notre essai que dans un méridien il existe une myopie de 4D ; en conséquence, le verre sphérique neutralise seulement $\frac{1}{2}$ du défaut de ce méridien, 2D restant encore pour l'autre [4 — 2 = 2]. Pour corriger ce qui reste de myopie, un verre cylindrique de 2D doit être combiné avec le verre sphérique, l'axe du cylindre étant placé dans une direction plus ou moins horizontale.

Dans le cas supposé, il y a une myopie de 2D [M = 2D] et, en plus, un astigmatisme myopique de 2D [Am = 2D], 2D étant la différence entre les deux méridiens.

La correction sera contrôlée par l'épreuve de l'acuité visuelle à la fois pour les lignes et les lettres au moyen d'un verre sphérique concave de 2D, combiné avec un verre cylindrique concave de 2D également.

L'astigmatisme hypermétropique composé se diagnostique au moyen des lignes et par l'essai des verres, de la même façon que l'astigmatisme myopique composé, avec cette différence, toutefois, que les verres employés sont convexes au lieu d'être concaves. Généralement l'œil affecté d'astigmatisme hypermétropique composé a la plus grande acuité visuelle pour les lignes d'une direction plus ou moins horizontale, tandis que celles coupant les premières à angle droit sont vues moins nettement.

Après avoir constaté celles des lignes qui sont vues le plus distinctement, on procède à l'essai par les verres convexes, en commençant par celui qui a donné la plus grande acuité visuelle au moment de l'essai de la réfraction. L'essai est continué jusqu'à ce qu'on arrive au verre convexe le plus fort qui permette de voir encore la ligne ou les lignes en question.

Notre plus grand soin est d'arriver au verre le plus fort, avec lequel les lignes, coupant à angle droit celles qu'on a vues tout d'abord, puissent encore être distinguées.

Les verres les plus forts, qui donnent la plus grande acuité visuelle pour les lignes plus ou moins horizontales et pour celles ayant une direction plus ou moins verticale, ayant été déterminés, le degré de l'astigmatisme est exprimé par la différence entre eux.

Ainsi, si les lignes à direction horizontale peuvent encore être distinguées avec un verre convexe de 2D, l'existence de 2D d'hypermétropie dans le méridien vertical de la cornée est démontré. Si les lignes à direction verticale peuvent être distinguées au moyen d'un verre convexe de 4D, il y a hypermétropie de 4D dans le méridien horizontal, et le degré d'astigmatisme est 2D[4—2=2]. Il y a donc une hypermétropie de 2D dans tous les méridiens, avec une addition de 2D dans le méridien horizontal [H2D,Ah=2D], c'est-à-dire hypermétropie 2D, avec astigmatisme hypermétropique 2D.

Il faudra comme correction un verre sphérique convexe de 2D, combiné avec un verre cylindrique convexe aussi de 2D, l'axe du cylindre étant placé dans une direction plus ou moins verticale.

La correction sera contrôlée par l'essai de l'acuité visuelle pour les lignes et les lettres, en faisant regarder à travers les verres combinés indiqués précédemment.

La présence de l'**astigmatisme mixte** se diagnostiquera aussi en constatant l'acuité visuelle pour des lignes se coupant dans différentes directions, à la fois par l'essai des verres et sans cette aide.

Dans cette forme d'asymétrie, l'œil que l'on examine aura probablement une plus grande puissance pour distinguer les lignes à direction plus ou moins verticale, que celles ayant une inclinaison horizontale, lorsque le demi-cercle est placé à une distance de 5 à 6 mètres.

Supposons que, en faisant l'examen d'un œil, dont l'essai de la réfraction ne nous a donné aucun résultat satisfaisant, on découvre que les lignes ayant une direction verticale sont vues assez distinctement. Nous soupçonnerons de suite que le méridien à angle droit de ces lignes ainsi distinguées a une courbure normale ou trop faible [hypermétropique].

Nous commençons l'essai avec des verres convexes faibles : si la vision pour ces mêmes lignes est aussi bonne avec ces verres que sans eux, ou que l'acuité visuelle augmente, l'hypermétropie existe certainement dans le méridien horizontal de la cornée. La présence de l'hypermétropie dans le méridien horizontal ayant été constatée, notre premier soin est de mesurer son degré. On y arrive en cherchant les verres convexes les plus forts avec lesquels les lignes verticales sont encore vues distinctement : le nombre de dioptries de ce verre exprime alors le degré de l'hypermétropie. Si le verre est de 2D, le degré de l'hypermétropie dans le méridien horizontal est de 2D.

On procède alors à la constatation de la réfraction dans le méridien vertical : les verres convexes, qui ne troublent pas la vision pour les lignes verticales, ou même l'augmentent, rendent les horizontales encore moins distinctes qu'auparavant. On essaye les verres concaves; et si la vision pour les lignes horizontales est augmentée, on continue l'essai jusqu'au verre concave le plus faible avec lequel on constate le maintien de l'acuité visuelle la plus grande que l'on puisse atteindre pour les lignes horizontales. Le nombre de dioptries de ce verre exprime le degré de myopie dans le méridien vertical. Supposons que le verre soit de 2D, alors le degré de myopie est de 2D ; et l'œil examiné a, en plus d'une hypermétropie de 2D dans le méridien horizontal, une myopie de 2D dans le vertical. Le degré d'astigmatisme dans ce cas est la somme des deux, c'est-à-dire 4D.

On neutralise le défaut par un verre cylindrique convexe et concave combinés, chacun de 2D, leurs axes étant placés à angle droit l'un de l'autre, celui du verre convexe étant vertical, et celui du concave horizontal.

Le **diagnostic de l'astigmatisme par l'ophtalmoscope** est très simple. Si en examinant un œil par la méthode directe, à une distance donnée, les vaisseaux émergeant de la papille dans une certaine direction apparaissent [que l'image soit droite ou renversée], moins distinctement que ceux ayant un trajet plus ou moins à angle droit ; ou que les vaisseaux situés dans un méridien semblent être plus saillants, le contraire ayant lieu pour ceux du méridien à angle droit du premier, l'astigmatisme existe.

On constate la forme de l'asymétrie en suivant les règles posées pour le diagnostic des anomalies de la réfraction par l'ophtalmoscope [page 94].

Traitement. — Le traitement de l'astigmatisme consiste à prescrire des verres qui corrigent le défaut. L'opticien fournira simplement des verres cylindriques et du nombre de dioptries voulues dans le cas d'astigmatisme simple, et des verres cylindriques et sphériques dans le cas d'astigmatisme composé : ces derniers sont combinés ensemble, une surface de la lentille ayant la courbure sphérique demandée et la surface opposée la courbure cylindrique. Cette combinaison est appelée verre cylindro-sphérique.

Il faut toujours voir les verres et les vérifier; on s'assure que les axes sont dans la bonne direction, avant qu'ils soient fixés d'une façon définitive dans la monture. Les opticiens ont des montures, dans lesquelles les verres sont mobilisables et c'est ainsi qu'ils les livrent pour la vérification.

Dans l'astigmatisme mixte, on prescrit un verre bicylindrique — dans lequel une surface est taillée avec une courbure cylindrique concave, tandis que l'autre a la forme cylindrique convexe voulue, les deux axes étant placés à angle droit l'un de l'autre. — Ou, ce qui vaut mieux, un verre, ayant une face à courbure sphérique convexe, est taillé à sa face opposée avec une courbure cylindrique concave, la force de cette dernière étant naturellement augmentée dans la proportion que la face sphérique convexe accroît la myopie dans le méridien sur lequel le verre cylindrique doit agir seul. Par exemple, dans le cas où il existe une myopie de 2 D dans le méridien vertical, et une hypermétropie de 2 D dans l'horizontal, on fait usage d'un verre dont une des faces a une courbure sphérique convexe de 2 D; mais ce verre augmente naturellement la myopie dans le méridien vertical de 2 D, et en conséquence l'autre face sera taillée avec une courbure cylindrique concave de 4 D, de façon à corriger la myopie déjà existante, et celle produite par la courbure sphérique convexe.

Dans quelques cas d'astigmatisme mixte, il est parfois indiqué de donner des verres qui permettent au malade de voir à une certaine distance définie. Par exemple, dans le cas supposé ci-dessus, avec une myopie de 2 D et une hypermétropie de 2 D, il peut être nécessaire de porter le point le plus éloigné de la vision distincte à 50 centimètres, ce qui est la plus grande distance à laquelle les objets sont vus distinctement à travers le méridien myope et aussi la distance focale négative [2 D], qui neutralise la myopie [voir pages 53 à 55].

On obtient ce résultat en changeant les 2 D d'hypermétropie en 2 D de myopie. Or un verre cylindrique convexe de 2 D corrige l'hypermétropie et rend l'œil emmétrope dans le méridien sur lequel il agit. Pour produire une myopie de 2 D dans ce méridien, la courbure du verre cylindrique doit être augmentée de 2 D; en conséquence, nous aurons un verre cylindrique convexe de deux fois 2 D — ce qui fait 4 D. C'est pourquoi, pour rendre le méridien hypermétrope de 2 D égal à un méridien myope de 2 D, il faut un verre cylindrique convexe de 4 D.

Dans l'examen de l'astigmatisme, il arrivera fréquemment que la tension accommodative se modifie continuellement et avec elle le foyer de l'œil soumis à l'examen. Si l'on éprouvait à cause de cela une trop grande difficulté, nous croyons nécessaire de paralyser le muscle ciliaire, en employant la solution forte d'atropine [*à 25 centigrammes pour 30 grammes*], en instillations deux ou trois fois par 24 heures, quelques jours avant de faire l'essai par les verres.

Par étendue de l'accommodation, on comprend la puissance d'une lentille que le cristallin est supposé s'adjoindre, lorsque nous passons de la vision éloignée à la vision rapprochée. Chez les emmétropes, la distance focale de cette lentille égale la distance de l'œil au point le plus rapproché de la vision distincte.

L'étendue de l'accommodation se détermine de la façon suivante. On constate d'abord le point le plus éloigné de la vision distincte, en faisant diriger le regard du malade vers l'échelle optométrique placée à distance. Si le n° 6 est lu à 6 mètres, on peut supposer que le point le plus éloigné est à l'infini, la distance étant seulement limitée par la grandeur de l'objet qu'on regarde.

Prenant alors les caractères les plus petits que le malade puisse lire, on voit à quelle distance rapprochée il les tient, tout en lisant encore : cela donne le point le plus rapproché de la vision distincte.

Que le point le plus éloigné soit à l'infini, et le plus rapproché à 20 centimètres, alors la puissance de la lentille, que le cristallin est supposé s'adjoindre pour effectuer ce changement, est de $\frac{100}{20} = 5$ D, ou cinq lentilles, ayant chacune 1 mètre de distance focale, qui égalent une lentille de 20 centimètres de foyer, distance de l'œil au point le plus rapproché de la vision distincte. S'il existe de l'hypermétropie, son degré est constaté et ajouté à l'étendue de l'accommodation que l'on détermine comme ci-dessus, parce que l'œil hypermétrope exerce déjà son pouvoir accommodateur lorsqu'il est réglé pour son point éloigné.

S'il y a de la myopie, son degré est déterminé et soustrait de l'étendue de l'accommodation, parce que l'œil myope voit nettement à une distance pour laquelle l'œil emmétrope est forcé de s'accommoder.

Presbytie.

A mesure qu'on avance en âge, l'étendue de l'accommodation diminue et le point rapproché recule de l'œil. On a déterminé d'une façon arbitraire que, aussitôt que le point le plus rapproché de la vision distincte recule au delà de 22 centimètres de l'œil, la presbytie commence.

Le degré de la presbytie s'exprime par le nombre de dioptries nécessaires pour ramener le point le plus rapproché à 22 centimètres. Pour l'œil emmétrope, on a coutume de dire que la presbytie commence après quarante ans; à cet âge, le point le plus rapproché s'est éloigné de 22 centimètres.

La table suivante indique les verres exigés

par un œil emmétrope par chaque période de cinq ans, à partir de quarante ans.

Age	D.	Age	D.
45	1	65	4,5
50	2	70	5,5
55	3	75	6
60	4	80	7

La myopie nécessite des verres moins forts, selon le degré de M. Ainsi un malade âgé de cinquante ans, avec M de 1 D, au lieu d'avoir besoin d'un verre de 2 D, n'en prendra qu'un de 1 D, seulement pour la lecture, etc. Dans les cas de myopie dépassant 4,5 D, la presbytie ne se présente pas, puisque le point le plus éloigné de la vision distincte est situé à 22 centimètres ou même moins, et ne reculera que peu, s'il recule.

Dans l'hypermétropie, il faudra un verre plus fort, selon le degré de l'H. Un malade de cinquante ans, avec H de 1 D, aura besoin d'un verre convexe pour lire, etc., non de 2 D, mais de 3 D.

Cependant, quoique correct au point de vue théorique, cela ne se trouve pas répondre à la pratique : le malade n'a pas besoin que toute l'H, aussi bien que la presbytie, soit neutralisée.

Nous pensons qu'il vaut mieux prescrire des verres qui corrigent la presbytie et environ le tiers ou les deux tiers de l'H. mais pas la totalité.

CHAPITRE VII

TROUBLES DE LA VISION. EMPLOI DE L'OPHTALMOSCOPE. — ASPECT NORMAL ET PATHOLOGIQUE.

Un malade vient vous voir et se plaint de troubles du côté de la vision.

Il est incapable de lire ou de travailler de près pendant quelque temps, et pourtant la vue à distance est tout à fait bonne ; il voit bien les objets rapprochés, mais ne peut rien distinguer nettement à distance ; il a comme un brouillard devant les yeux ; il voit des corps flottants ou des points fixes ; certaines parties des objets sont dessinées nettement, tandis que d'autres sont obscurcies ; il distingue seulement le jour de la nuit, ou même il est complètement aveugle.

Ces symptômes peuvent dépendre d'*anomalies de la réfraction*, déjà décrites, d'opacités des milieux réfringents de l'œil, de lésions du fond de l'œil : rétine, nerf optique ou choroïde, ou encore d'une affection des centres nerveux.

Si on ne trouve pas comme cause des troubles visuels une large opacité de la cornée, une cataracte avancée, etc., perceptibles à l'œil nu, il faut mesurer l'acuité visuelle et la vision périphérique et faire l'essai de la réfraction [voir chapitre VI]; si l'on n'arrive encore à aucun résultat satisfaisant, on procède à l'examen à l'éclairage latéral et à l'ophtalmoscope (1).

Examen à l'éclairage latéral. — Le malade est dans une chambre noire; on le fait asseoir; une lampe est placée devant lui et un peu à sa gauche. De la main droite on tient une lentille

(1) Le débutant facilitera beaucoup son examen par la dilatation de la pupille au moyen de l'atropine, et dans certains cas, un praticien même expérimenté trouvera toute recherche sérieuse impossible sans cette aide. On se sert d'une solution forte de sulfate d'atropine, *de 10 à 25 centigrammes pour 30 grammes d'eau*, qui dilate la pupille dans l'espace de dix minutes à un quart d'heure, mais qui a le désavantage de laisser persister son action pendant cinq ou six jours; si l'on n'est pas pressé, on prescrit une solution *à 1 centigramme pour 30 grammes*, en instillations trois ou quatre fois dans la journée, et l'on fait ensuite son examen. Pourtant, nous évitons l'emploi de l'atropine autant que possible, à cause des grands inconvénients et de la grande gêne, dont elle est parfois la cause pour le malade. La solution de bromhydrate d'homatropine sera employée à sa place, et est préférable, parce que son action cesse plus rapidement que celle de l'atropine.

biconvexe de 16 D [environ 2 pouces $\frac{1}{4}$ de distance focale de l'ancien système]; on concentre les rayons lumineux sur l'œil que l'on désire examiner.

En procédant ainsi, on peut diagnostiquer et déterminer avec soin les changements morbides de la cornée, de l'iris, de la chambre antérieure, du cristallin, ou de la partie antérieure de l'humeur vitrée. Avec un peu de pratique, on arrive à éclairer entièrement et tour à tour chacune de ces différentes parties. Si l'on veut faire un examen complet, on se servira d'une seconde lentille pour agrandir les parties éclairées par la première.

A l'état normal l'éclairage latéral donne partout des résultats négatifs : toute la cornée est transparente et la pupille apparaît noire et limpide, ou tout au plus avec un reflet bleuâtre qu'elle renvoie; parfois on distingue encore un aspect rayonné à travers son champ. Le reflet bleuâtre vient du cristallin et les rayons ne sont autre chose que les plans de jonction des faisceaux de fibres qui constituent cette lentille, secteurs du cristallin, comme on les appelle quelquefois.

Les altérations morbides que l'on rencontre

le plus communément sont les suivantes : opacités de la cornée, opacités sur la capsule du cristallin, qui apparaissent sous forme de points et de raies de coloration blanchâtre, ou de taches obscures, consistant alors en dépôts d'uvée provenant de la face postérieure de l'iris ; adhérences de l'iris à la capsule [*synéchies postérieures*] d'étendue variable ; parfois ce ne sont que de petits lambeaux, et d'autres fois tout le bord de la pupille est solidement fixé, tandis que son champ est masqué par des dépôts plastiques ; opacités de la lentille elle-même [cataracte], soit centrales, soit périphériques, et situées au pôle postérieur ou antérieur, ou envahissant même toute la substance ; enfin des épanchements sanguins ou des caillots occupant la partie antérieure de la chambre du corps vitré.

Examen à l'ophtalmoscope.

Méthode directe ou examen à l'image droite. — Dans ce procédé, on se sert du miroir seul ; l'image que l'on voit est virtuelle, droite et située en réalité derrière l'œil. L'examen se pratique ainsi :

Faisant asseoir le malade comme pour l'éclairage latéral, on place la lampe du côté de l'œil à examiner et à la même hauteur, mais de façon à laisser la cornée dans l'ombre. Le malade regarde devant lui, un peu en haut et tient ses yeux aussi immobiles que possible.

Supposons maintenant que nous voulions examiner l'œil droit. Le malade et la lampe étant dans la position indiquée, on se met en face, à une distance l'un de l'autre de 45 à 60 centimètres : on prend l'ophtalmoscope de la main droite, et regardant à travers le trou central, on réfléchit la lumière de la lampe dans la pupille de l'œil du malade.

Si l'examen est bien conduit, on voit que la pupille, au lieu d'apparaître noire, renvoie un reflet rouge clair. On cherche alors la papille, qui se trouve un peu en bas de l'axe de l'œil et l'on reconnaît sa présence au changement de coloration des rayons réfléchis à travers la pupille, lesquels de rouge clair deviennent blancs ou roses.

Après avoir obtenu ce reflet propre à la papille, on s'approche jusqu'à ce qu'un intervalle de 5 centimètres seulement sépare notre cornée de l'œil que l'on examine. A cette distance rapprochée et, supposant que notre œil et celui soumis à l'examen sont tous deux emmétropes et que l'accommodation est relâchée de part et d'autre, on voit distinctement l'image droite et considérablement agrandie de la papille et des vaisseaux rétiniens. On examine alors toutes les parties du globe de l'œil, en regardant dans différentes directions à travers la pupille.

L'examen à l'image droite demande beaucoup plus de pratique que l'examen à l'image renversée; mais on doit faire tous ses efforts pour acquérir l'habileté nécessaire, parce que, avec cette méthode, on décèle les altérations légères du fond de l'œil beaucoup plus exactement que par l'examen seul à l'image renversée.

Il est inutile de procéder à l'examen à l'image droite d'un œil qui est myope, ou si l'on est atteint soi-même de myopie, à moins d'interposer tout d'abord derrière le trou central de l'ophtalmoscope un verre concave, qui corrigera la myopie dans l'un ou l'autre cas. Si tous deux, malade et médecin, sont myopes, il faut employer un verre suffisamment fort pour corriger les défauts des deux yeux, ou bien encore mettre derrière le trou de l'ophtalmoscope un verre qui corrige la myopie de l'œil observé, et porter soi-même les lunettes dont on se sert habituellement pour regarder les objets éloignés.

Dans l'examen de l'œil gauche, on se sert de l'œil gauche, et l'on tient le miroir de la main gauche, la lampe étant placée à gauche du malade.

Par l'examen à l'image droite, on distingue les mêmes altérations morbides vues à l'éclairage latéral; mais les opacités, au lieu d'apparaître avec leurs couleurs propres [blanches, brunes, etc...], sont sombres et situées sur le fond rouge formé par la réflexion des parties profondes de l'œil.

On découvre aussi les opacités du corps vitré. Elles se montrent sous forme de points ou de lignes sombres ou grises, ou de nuages flottants, pendant les mouvements de l'œil. Les opacités de couleur sombre sont souvent la conséquence d'une hémorrhagie; celles de couleur grise se rapportent à l'inflammation.

Les décollements de la rétine apparaissent comme un nuage mobile bleu gris, et occupant une partie [de préférence l'inférieure] du fond de l'œil. On voit le nuage onduler de haut en bas, quand l'œil se meut; et généralement on peut suivre à sa surface les vaisseaux rétiniens. Le décollement varie en étendue, depuis le simple plissement d'une petite portion de la rétine jusqu'à sa séparation complète de la choroïde, les seuls points d'attache qui persistent étant à la papille et aux procès ciliaires.

On constate aussi l'état de la réfraction : si, par exemple, on distingue *nettement* un vaisseau dans tous ses détails, une partie de la papille ou d'une autre région du fond de l'œil, tout en étant encore à une distance considérable, sûrement il existe quelque anomalie de réfraction.

La nature de l'anomalie présente se précise en déterminant la position de l'image que l'on voit : elle peut être renversée ou droite. Dans le premier cas, il s'agit de myopie et d'hypermétropie dans le second cas.

La position de l'image est indiquée par l'une ou l'autre des méthodes suivantes.

Après avoir distingué nettement une partie quelconque, un vaisseau rétinien par exemple, on s'approche progressivement de l'œil à examiner, en prenant soin de réfléchir toujours exactement la lumière et d'avoir la partie continuellement bien en vue. Si, à mesure que l'on s'approche, la partie devient confuse et disparaît enfin complètement, l'image est réelle ou renversée, la rétine est derrière le foyer de la cornée, du cristallin et des humeurs [*système dioptrique*], et l'œil est myope.

Si, au contraire, en s'approchant, la partie conserve sa netteté ou devient même plus facilement visible, la rétine est au devant du foyer du système dioptrique, l'image est virtuelle ou droite, l'œil est hypermétrope. Comme nous l'avons déjà établi, on ne peut distinguer aucun détail de l'œil emmétrope jusqu'à ce que l'on se soit approché à 5 centimètres.

Voici la seconde épreuve. — On fixe l'image d'un vaisseau rétinien, pendant que le malade tient son œil immobile dans une direction déterminée, et alors on incline la tête d'un côté à l'autre : si l'image est renversée, elle se déplacera dans le sens opposé ; si elle est droite, dans le même sens que notre tête.

Kératoscopie. — Si, à une distance d'environ 90 centimètres, on réfléchit la lumière au moyen de l'ophtalmoscope, dans un œil dont la pupille est bien dilatée, et si alors on donne au miroir des mouvements d'inclinaison, une ombre plus ou moins distincte sera projetée de la surface éclairée. La direction à l'ombre projetée, par rapport aux mouvements du miroir, nous indiquera l'état de réfraction de l'œil en examen.

Dans l'emmétropie, la myopie faible et tous les degrés de l'hypermétropie, les déplacements de l'ombre seront l'inverse de ceux du miroir.

Dans la myopie — au-dessus de 1 D — le déplacement de l'ombre sera dans la même direction que celui du miroir.

Si l'ombre est plus accentuée lorsque le miroir tourne dans un sens que lorsqu'il tourne dans une direction à angle droit avec la première direction; ou si, avec la rotation dans un sens, l'ombre suit le mouvement du miroir, tandis que, avec une rotation dans une direction à angle droit avec celle-là, les mouvements de l'ombre sont l'inverse de ceux du miroir, on est en présence de l'astigmatisme.

On remarquera que pour la kératoscopie les mouvements de l'ombre par rapport à la rotation du miroir sont exactement l'opposé de ce qui se passe pour les déplacements des vaisseaux par rapport à l'observateur dans l'examen direct à l'ophtalmoscope.

Méthode indirecte ou examen à l'image renversée. — Dans cette méthode d'examen, on se sert du miroir et d'une lentille biconvexe, l'image que l'on voit est réelle, renversée et située entre notre œil et la lentille.

Le dispositif préliminaire dans l'examen à l'image renversée est le même que dans l'examen à l'image droite; on peut, cependant, placer la lampe du même côté pour chaque œil.

Nous supposerons encore que nous voulons examiner l'œil droit. Après avoir obtenu le reflet rouge, on ne s'approche pas, mais on reste à une distance de 40 centimètres, en disant au malade de diriger son regard dans une direction telle que l'œil observé soit tourné un peu en dedans. On place une lentille biconvexe de 2 1/2 à 3 pouces [16 ou 13 D] *devant l'œil* à une distance de la cornée à peu près égale à sa distance focale, en prenant un point d'appui avec l'annulaire et le petit doigt placés sur le front du malade.

Alors se forme l'image renversée de la papille et des vaisseaux rétiniens, image qui, tout en paraissant être dans l'œil, est en réalité située entre l'œil de l'observateur et la lentille.

Il faut se rappeler que la distance de l'image à notre œil est beaucoup moindre qu'elle ne paraît être, et, par conséquent, pour la voir distinctement, on fera un effort d'accommodation, comme pour regarder un objet rapproché.

L'examen est beaucoup facilité en interposant derrière le trou de l'ophtalmoscope une lentille convexe de 11 pouces en vieux système, 3,5 D dans le nouveau. Cela nous met à même de voir l'image d'une façon très nette et un peu agrandie — pourvu qu'elle ne soit pas située à une distance plus grande que 28 *centimètres* de notre œil — et sans tension accommodative.

Comme dans l'examen à l'image droite, on se sert de l'œil droit pour examiner l'œil droit du malade, et de l'œil gauche pour son œil gauche.

Après avoir examiné la papille et la partie de la rétine qui l'entoure immédiatement, on dit au malade de regarder directement le miroir, ce qui met en vue la région de la tache jaune — partie centrale et la plus sensible de la rétine; puis le malade regarde en haut, en bas, à droite, à gauche, et on examine ainsi successivement toutes les parties périphériques du fond de l'œil.

Aspect normal des parties vues à l'ophtalmoscope.

La rétine est entièrement transparente et incolore; elle apparait parfois dans les yeux noirs comme un nuage légèrement gris, recouvrant la choroïde. Sa situation est indiquée par celle des vaisseaux sanguins.

Le reflet rouge brillant, qui est si frappant, est dû au sang de la choroïde. Le fond de la couleur de ce reflet varie avec la quantité de pigment : dans les yeux bleus ou gris, il est rouge clair; dans les yeux noirs, la teinte est plus sombre, et chez le nègre il apparaît bleu foncé.

Les parties du fond de l'œil qui exigent une attention spéciale sont la papille, la région qui l'entoure immédiatement et la tache jaune.

La papille apparaît, à première vue, d'une couleur uniformément rose ; mais, à un examen plus exact, elle présente des ombres à différents endroits.

Son centre est pâle ou même blanc ; puis succède une zone rosée, qui est elle-même entourée d'une façon évidente par une double bordure de coloration plus claire.

L'aspect pâle du centre de la papille est dû au tissu connectif qui environne les vaisseaux. La zone rosée qui vient après consiste entièrement en fibres nerveuses et en fins capillaires. Quant à la double bordure pâle, elle est formée par les anneaux de la sclérotique et de la choroïde, qui ne se recouvrent pas exactement l'un l'autre, l'anneau choroïdal étant d'un diamètre un peu plus grand que l'ouverture de la sclérotique, dont le bord demeurant sans pigment se réfléchit à travers les fibres nerveuses transparentes.

La partie centrale blanche et l'anneau extérieur sont tous deux si marqués dans certains cas, qu'on peut être amené à penser à un état morbide, mais cet aspect est parfaitement compatible avec la santé.

De la partie centrale de la papille émergent les vaisseaux sanguins de la rétine ; ils apparaissent ordinairement sur la surface nerveuse au même point, mais ils peuvent émerger séparément ou par groupes de deux ou trois.

Les vaisseaux se divisent habituellement en huit branches principales sur la surface de la papille ou sur la rétine près de son bord. Quatre sont des artères et les quatre autres des veines ; ils se dirigent deux par deux, en haut et en bas, pour se distribuer sur la rétine. Les branches collatérales sont peu importantes et naissent des troncs principaux près du bord de la papille.

Les veines se distinguent des artères par leur dimension plus grande [la proportion étant environ comme deux est à trois], leur couleur plus sombre et par ce fait que les artères sont dessinées par un double contour, les bords étant considérablement plus foncés que le centre.

On observe à l'ophtalmoscope certains phénomènes qui, tout en ne rentrant pas dans la règle générale, sont considérés comme normaux.

On peut, en effet, apercevoir un réseau de

bandes rose pâle. Ce sont les vaisseaux choroïdiens qui, dans certains yeux clairs, se montrent souvent très nettement.

Parfois on voit une tache sombre sur un des gros vaisseaux sanguins, à sa naissance ou à sa terminaison dans la papille. Cela est dû à une situation particulière du vaisseau qui passe en arrière des fibres nerveuses transparentes et se montre enfin, après les avoir traversées.

On constate aussi des pulsations spontanées des veines rétiniennes, ce qui est — contrairement aux pulsations artérielles spontanées — parfaitement compatible avec la santé (voir glaucome, chapitre III).

Une portion du bord papillaire est parfois bordée par une sorte de croissant sombre : c'est une accumulation de pigment, d'origine congénitale.

Des taches blanches d'aspect nacré et contiguës à la papille s'étendent à une distance variable sur la rétine avoisinante, cachant en partie les vaisseaux et les suivant parfois le long de leurs bords sous forme de filaments blanchâtres : ce sont également des productions congénitales, dues à la continuation de la gaine opaque des nerfs, qui se termine à la lame criblée, dans la rétine.

On rencontre aussi une excavation de la portion centrale blanche de la papille « *excavation physiologique* » qui est alors, ainsi que nous l'avons déjà dit, extrêmement bien limitée et élargie, et les vaisseaux, qui rampent à sa surface, sont tordus d'une façon particulière. Si, procédant à l'examen par la méthode indirecte, on déplace la lentille biconvexe d'un côté à l'autre, on verra que les troncs des vaisseaux ont de plus grands déplacements au fond de la dépression que les branches qui rampent au niveau de la rétine. L'excavation physiologique s'étend plus près du bord extérieur que du bord intérieur de la papille.

Avec l'âge, le milieu dioptrique perd un peu de sa transparence, la rétine devient quelque peu brumeuse et la papille un peu plus pâle.

La région de la tache jaune ne présente, à l'état normal, rien de remarquable à l'ophtalmoscope, mais exige un examen sérieux, parce qu'elle est très fréquemment le siège d'altérations pathologiques.

La tache jaune est le point central et le plus sensible de la rétine : avec l'ophtalmoscope, on ne découvre pourtant rien de jaune à son niveau. Sa position est reconnaissable à l'absence des vaisseaux sanguins, qui semblent éviter cette partie, passant au-dessus et au-dessous d'elle, et à une coloration plus foncée ; dans quelques cas, on arrive à distinguer une forme ovale mal limitée et sombre, à grand axe horizontal.

Tout examen ophtalmoscopique doit être fait suivant un certain plan défini. On constate d'abord l'état des milieux réfringents par l'éclairage latéral ; en second lieu, on détermine les conditions de la réfraction et l'aspect de l'humeur vitrée par l'examen direct ; en troisième lieu, on prend une vue générale du fond de l'œil par la méthode indirecte ; enfin, si l'on a découvert quelque altération morbide, il faut la définir exactement par la méthode directe.

Aspect pathologique.

L'état morbide que l'on rencontre le plus communément est l'inflammation de la papille (**névrite optique ; neuro-rétinite**).

La papille et la partie de la rétine qui l'entoure immédiatement sont grises, opaques, gonflées et hypérémiées. Les veines rétiniennes sont un peu élargies et tortueuses, les artères plus petites qu'à l'état normal. Le nombre des vaisseaux visibles est diminué ; beaucoup de ceux que l'on aperçoit sont cachés dans une partie de leur trajet par des dépôts plastiques, au niveau du nerf optique et de la rétine, si bien qu'ils apparaissent comme des tronçons isolés.

Les signes physiques peuvent être aussi ceux de la congestion [*étranglement de la papille*]. La papille est rouge et ressemble comme coloration à la choroïde qui l'entoure; très gonflée, elle fait saillie dans la chambre postérieure, et ses dimensions sont augmentées. Sa transparence reste pourtant normale, et son bord est indiqué par un coude particulier des vaisseaux; la partie de la rétine qui entoure immédiatement la papille est un peu œdématiée et gonflée. Les veines rétiniennes sont énormément distendues, les artères conservant à peu près leur calibre normal; le nombre des vaisseaux visibles s'est accru; aucun d'eux n'est caché à la vue dans une partie quelconque de son parcours; mais quelques-uns paraissent plus sombres ou plus clairs, selon qu'ils cheminent près de la surface ou profondément sur la partie de la rétine œdématiée.

Dans l'étranglement de la papille, comme dans la névrite, il existe parfois des hémorrhagies à la surface de la papille ou dans la portion de la rétine qui l'entoure.

On voit rarement l'étranglement de la papille aux consultations ophtalmologiques, parce qu'il cause peu de trouble de la vision; il est au contraire assez commun dans les services médicaux.

Traitement. — La névrite optique et l'étranglement de la papille frappent ordinairement les deux yeux et indiquent une affection encéphalique. Dans beaucoup de cas, le traitement n'est d'aucune utilité; on doit pourtant agir d'après cette supposition qu'il y a là un produit peut-être susceptible d'être résorbé, et traiter en conséquence. Aussi avance-t-on, en règle générale, que l'existence de la névrite optique ou de l'étranglement de la papille demande l'administration de l'iodure de potassium à haute dose.

L'inflammation de la rétine, « **rétinite** », est ordinairement le résultat d'un état général, syphilis ou mal de Bright, contre lequel le traitement sera dirigé.

Une partie du fond de l'œil est occupée par des opacités, qui cachent et obscurcissent les vaisseaux rétiniens. L'opacité consiste seulement en une obscurité diffuse; ou bien ce sont des taches épaisses de couleur grise ou blanche, dont quelques-unes ont un aspect brillant particulier; des amas sanguins se rencontrent aussi fréquemment.

Une forme de dégénérescence de la rétine, qui donne à l'ophtalmoscope l'aspect le plus remarquable, est appelée « **Rétinite pigmentaire**. » Des amas de pigment sont disséminés sur la rétine et le long du parcours de ses vaisseaux sanguins. La papille est terne et d'un aspect circux; les vaisseaux rétiniens sont de moindre calibre et ont diminué de nombre. A cet état coïncide un phénomène particulier : le malade devient aveugle dès que le jour commence à baisser [*Héméralope*], et son champ visuel se rétrécit graduellement.

Il arrive que des hémorrhagies se produisent indépendamment de toute rétinite. On constate alors une ou plusieurs taches de sang, ordinairement dans le parcours de l'un des vaisseaux, et souvent il y a un léger halo terne autour du sang répandu. Ce sang se résorbera entièrement ou, avec le temps, subira des modifications, le caillot se désagrégeant et laissant à la longue comme une tache blanc sale autour de laquelle est amassé plus ou moins de pigment noir.

L'inflammation de la choroïde, « **choroïdite** », comme l'inflammation de la rétine, est sous la dépendance ordinaire de quelque cause constitutionnelle, la syphilis étant de beaucoup la plus commune.

La choroïdite est caractérisée par la présence de taches ou de points jaunâtres situés sur la choroïde; lorsque plusieurs points existent épars sur le fond de l'œil, on appelle cette affection « **choroïdite disséminée** ». On reconnaît que les taches ou les points jaunes sont sur la choroïde, en remarquant que les vaisseaux rétiniens passent au devant d'elles et ne sont pas masqués.

L'exsudation jaune peut éventuellement se résorber, mais très fréquemment elle laisse la trace de son existence par des plaques d'atrophie de coloration blanc sale et à bords souvent obscurs. La blancheur est due à la destruction du pigment choroïdal et des vaisseaux sanguins, ce qui permet à la sclérotique de se mettre plus ou moins en vue. Les bords sombres proviennent de l'accumulation de pigment.

Une forme d'altération atrophique de la choroïde qui, quoique très probablement d'origine inflammatoire, n'est pas sous la dépendance d'un état constitutionnel, se rencontre dans les yeux des myopes. On y voit une tache blanche, plus ou moins en forme de croissant, qui contourne le bord extérieur de la papille : on la décrit souvent comme croissant de la myopie ou **staphylome postérieur**. Les membranes de l'œil correspondant à la tache blanche sont bombées en arrière et la grandeur du croissant augmente en raison directe du degré de la myopie.

Traitement. — Dans la rétinite — excepté dans celle liée à l'albuminurie ou dans la rétinite pigmentaire — et dans la choroïdite, on doit donner les mercuriaux, de façon à hâter la résorption des produits déjà formés et à prévenir une nouvelle formation. On met les yeux à l'abri de la lumière au moyen d'un bandeau ou de conserves, et on laisse au repos le muscle ciliaire et l'iris, en les paralysant avec l'atropine.

Lorsque l'atrophie de la choroïde a commencé, aucun traitement n'est très utile. On empêchera pourtant l'accroissement de l'atrophie dans la myopie, en prescrivant un repos complet pendant quelques mois et puis après le port de verres convenables [voir page 56].

La rétinite pigmentaire et la rétinite albuminurique doivent être traitées par les toniques : il n'y en a pas de supérieur au perchlorure de fer. La première, cependant, conduit sûrement à la cécité, en dépit de tout traitement; mais il s'écoulera souvent plusieurs années avant que la vue soit complètement perdue.

L'atrophie de la papille succède à la névrite optique : on l'appelle alors *atrophie consécutive;* ou bien elle se montre graduellement sans aucun état inflammatoire antérieur : c'est l'*atrophie simple ou progressive.*

La vue est réduite à la perception de la lumière. La papille change de coloration : au lieu de sa teinte naturelle, on la trouve blanche ou bleu blanchâtre. Si l'atrophie a succédé à la névrite, le bord de la papille sera parfois irrégulier, à cause du gonflement antérieur, mais dans l'atrophie simple il est toujours bien limité. La papille paraît aussi rétrécie et parfois excavée.

L'atrophie de la rétine se rencontre dans les mêmes conditions que l'atrophie du nerf optique, avec laquelle elle est généralement associée. Les vaisseaux deviennent extrêmement fins et diminuent de nombre; souvent on rencontre des taches ou des points opaques dans différents endroits de la rétine.

Traitement. — Le traitement des altérations atrophiques du nerf optique et de la rétine est sans espoir. On doit pourtant faire son possible pour améliorer l'état général du malade, auquel il faut même donner quelque encouragement. Ainsi, si la vision persiste un peu et s'il n'y a pas de nouvelles altérations depuis quel ques mois, on peut hardiment prédire que la diminution de la vue n'ira pas plus loin.

CHAPITRE VIII

TRAUMATISME.

Les **blessures des paupières**, même si elles sont étendues et irrégulières, doivent être réunies avec soin par le nombre de sutures nécessaires, après avoir été parfaitement nettoyées ; elles guériront ordinairement par première intention.

L'ecchymose des paupières [*œil noir*] se rencontre très fréquemment. Elle n'exige aucun traitement ; mais si on désire se débarrasser très rapidement du sang extravasé, l'application d'un cataplasme fait de parties égales de poudre de racine de bryone noire et de mie de pain en provoque une résorption rapide. Le cataplasme cause beaucoup d'élancements douloureux : pourtant le malade le gardera aussi longtemps que possible.

L'emphysème des paupières est dû à la rupture de la muqueuse nasale, à la suite d'un éternuement ou d'un violent effort expiratoire, qui chasse l'air dans le tissu cellulaire du nez. Une douce compression avec de l'ouate et une bande suffit pour exprimer l'air, en ayant soin d'éviter pendant un certain temps de se moucher violemment ou de faire de violents efforts d'expiration.

Dans tous les cas d'augmentation de vascularité de la conjonctive, survenue subitement et sans cause apparente et surtout si un seul œil est atteint, on doit soupçonner la présence d'un **corps étranger**. Ordinairement les malades disent qu'ils ont quelque chose dans l'œil, mais presque toujours ils ne savent préciser. C'est souvent dans de pareils cas qu'ils sont traités pendant des semaines comme atteints d'ophtalmie, et sans aucun résultat.

Le corps étranger peut se trouver à la surface de la conjonctive palpébrale, dans le cul-de-sac, ou couché sur la caroncule ou en un point quelconque de la conjonctive oculaire. Mais le lieu d'élection est par excellence le bord de la paupière supérieure.

Tout corps étranger doit être enlevé. S'il est à la surface de la conjonctive, on l'enlèvera facilement avec un morceau de papier ou un petit instrument mousse, comme un crayon ou un cure-ongles.

Quelquefois un corps étranger parvient à s'incruster dans la conjonctive, et son extraction n'est pas aussi facile qu'on pourrait le croire. Il faut maintenir l'ouverture des paupières avec un écarteur, couper la conjonctive au-dessous du corps étranger avec des ciseaux et l'extraire avec la pointe d'un couteau à cataracte ou avec des pinces. Si le malade n'est pas tranquille, on aura recours à l'anesthésie.

Lorsque le corps étranger est situé au lieu d'élection [sous le bord de la paupière supérieure], il arrive qu'on l'enlève sans s'en apercevoir, en retournant la paupière. Dans ce cas, l'examen donne un résultat négatif, mais le malade dit qu'il ne sent plus rien.

Une fois le corps étranger enlevé, la vascularité disparaît rapidement; aucun traitement consécutif n'est nécessaire, si ce n'est des lotions à l'eau chaude.

La **conjonctive** peut être **coupée ou déchirée :** ces délabrements guérissent assez promptement. Si une large brèche a été produite, les bords doivent être rapprochés par une suture, et d'ailleurs l'application d'un tampon de lint et d'une bande pendant quelques jours est suffisante.

Les **brûlures** sont dues ordinairement au

contact de la chaux ou de métaux incandescents : les dégâts se réduisent à peu de chose, ou bien toute la conjonctive et la cornée sont converties en une eschare blanche. La conjonctive sera examinée avec soin et on enlèvera tous corps étrangers et portions d'eschares.

Si la blessure a été causée par la chaux, la conjonctive sera lavée soigneusement avec une solution faible d'acide acétique ou simplement avec de l'eau chaude ; puis on instillera entre les paupières une goutte du collyre à l'atropine [*à 25 centigrammes pour 30 grammes*], et l'œil sera pansé au moyen de lint humide et d'une bande. Si la sécrétion est abondante, on lavera l'œil avec la solution à l'acide borique trois ou quatre fois par jour ; chaque fois on instillera de l'atropine, de façon à tenir la pupille bien dilatée.

Lorsque les eschares tombent, il faut prendre soin de prévenir les adhérences entre les surfaces à vif, en passant la sonde cannelée chaque jour, et en ordonnant au malade d'écarter fréquemment ses paupières du globe de l'œil.

Une opération autoplastique sera probablement nécessaire à une époque plus éloignée.

Une **hémorrhagie** dans la trame de la conjonctive, qui se produit spontanément ou à la suite d'un traumatisme, ne demande aucun traitement.

Les **éraillures simples de la cornée**, si elles ne sont pas compliquées de la présence d'un corps étranger, de fragments de gravier ou d'acier, n'exigent qu'une goutte de collyre à l'atropine instillée entre les paupières et un pansement de l'œil avec du lint et une bande : elles guérissent dans l'espace de quelques jours, mais elles sont au début excessivement douloureuses.

Si un corps étranger est implanté sur la cornée, on doit l'extraire de la manière suivante : On place le malade sur une chaise et on se tient derrière lui dans la même position que pour fendre le conduit lacrymal : écartant les paupières entre l'index et le médius de la main gauche et fixant solidement le globe de l'œil autant que possible en pressant de l'index [qui tient la paupière supérieure] légèrement en arrière entre le rebord orbitaire et le globe, avec la pointe d'un petit bistouri ou d'un couteau à cataracte, ou d'une aiguille construite dans ce but, et tenue de la main droite, on soulève doucement le corps étranger de sa loge.

Cela ne s'exécutera pas aussi aisément qu'on pourrait se l'imaginer, surtout si un fragment d'acier, un gravier, ou un corpuscule quelconque est profondément incrusté sur la cornée.

Après avoir retiré le corps étranger, on instille un peu d'huile et une goutte d'atropine entre les paupières, et on prescrit de tenir l'œil bandé. Si des symptômes d'iritis ou de kératite se produisent, il faut diriger le traitement en conséquence [voir pages 21, 27].

Dans tous les cas où des corps étrangers doivent être extraits d'une partie quelconque de la surface de l'œil, ou si l'on a à faire une simple incision, la douleur consécutive à l'opération peut être entièrement abolie par l'emploi de la *cocaïne* ou du chlorhydrate de cocaïne. A cet effet, une solution [*de 60 centigrammes pour 30 grammes d'eau*] de chlorhydrate de cocaïne sera instillée dans l'œil trois ou quatre fois en dix minutes, avant d'extraire le corps étranger ou de faire l'incision.

L'effet consiste en une anesthésie complète de la surface du globe de l'œil, qui blanchit ; en même temps se produit une contraction de la paupière supérieure, ce qui donne au regard une certaine expression de fixité, la pupille se dilate et il y a paralysie de l'accommodation. Cet état dure environ dix minutes ou un peu plus, et si la sensibilité reparaît avant que soit terminé ce que l'on avait à faire, il n'y a qu'à instiller un peu plus de collyre et à attendre une minute ou deux.

Les **blessures avec perforation de la cornée** atteignent généralement l'iris ou le cristallin ou même tous les deux à la fois. Il existe ordinairement une hernie de l'iris à travers la plaie, et il arrive souvent que le cristallin devient plus ou moins opaque [*cataracte traumatique*]. On prescrit des lavages fréquents de l'œil avec la lotion belladonée et on panse avec un morceau de lint imbibé de la même solution, et appliqué sur les paupières fermées. S'il y a beaucoup de douleur, on fait une application de deux ou trois sangsues à la tempe correspondante.

Ces cas exigent généralement une intervention opératoire à une époque ultérieure.

Les plaies de l'œil plus étendues, spécialement si elles intéressent la région ciliaire, doivent toujours donner de l'inquiétude et demandent à être surveillées avec le plus grand soin. Aussi longtemps que la perception lumineuse se conserve et qu'il n'y a pas de douleur excessive, on les traite de la même manière que les plaies avec perforation de la cornée.

Mais si la douleur augmente et que la vision

soit totalement abolie, l'*excision de l'œil* sera ce qu'il y a de mieux à faire. Néanmoins, tant que l'œil perçoit encore la lumière, il n'est pas absolument nécessaire de pratiquer cette opération.

Si l'œil blessé est complètement aveugle, ou s'il existe un peu d'inflammation dans l'autre, celui qui est blessé possédant pourtant encore la perception lumineuse, plus tôt on enlèvera l'œil blessé, mieux cela vaudra.

Les cas de dilacération complète du globe oculaire réclament l'énucléation urgente des restes de l'œil.

FIN

TABLE DES MATIÈRES

CHAPITRE PREMIER

CHAPITRE II

CHAPITRE III

CHAPITRE IV

CHAPITRE V

CHAPITRE VI

CHAPITRE VII

CHAPITRE VIII

FIN DE LA TABLE DES MATIÈRES.

8639-87 Corbeil. — Typ. et stér. J. Crété.

Précis d'ophthalmologie, par M. le Dr GEORGES CAMUSET. Avec 123 fig. dans le texte et une eau-forte de M. FIRMIN GIRARD, représentant une opération de cataracte.......... .. .. 7 fr.

Manuel d'obstétrique ou aide-mémoire de l'élève et du praticien, par le Dr NIELLY. 2e édition, revue et augmentée, avec 43 fig........................ 5 fr.

Précis théorique et pratique de l'examen de l'œil et de la vision, par M. le Dr CHAUVEL, médecin principal de l'armée, professeur à l'École du Val-de-Grâce. Avec 149 fig. dans le texte .... 6 fr.

Manuel de diagnostic médical, par M. SPILLMANN, professeur à la Faculté de médecine de Nancy. Avec 100 fig. dans le texte........... .... 7 fr. 50

Les eaux minérales dans les affections chirurgicales, emploi et indications, lésions traumatiques, scrofule et tuberculose locale, syphilis, maladies cutanées, par le Dr EUG. ROCHARD, médecin de 1re classe de la marine, avec une préface de M. J. ROCHARD, membre de l'Académie de médecine, inspecteur général du service de santé de la marine. 1 vol............. 5 fr.

Paris, sa topographie, son hygiène, ses maladies, par le Dr LÉON COLIN, inspecteur de l'armée. 1 vol. 6 fr.

CORBEIL. — Typ. et stér. J. CRÉTÉ.

www.ingramcontent.com/pod-product-compliance
Ingram Content Group UK Ltd.
Pitfield, Milton Keynes, MK11 3LW, UK
UKHW021100260726
13994UKWH00002B/620

9 782329 451855